フリーランス病理医はつらいよ

榎木英介

ワニブックス
|PLUS|新書

はじめに

フリーランスの病理医をしている榎木英介と申します。こう自己紹介をすると、

「え？　医者なのにフリーってどういうこと？」

「そもそもビョウリイって、なに？　料理の仕事？」

といった反応が返ってくることがあります。「〝医者〟はそりゃ知っているけど〝病理医〟なんて職業は聞いたことがない」という方がほとんどではないでしょうか。

そんな方々のために、知られざる病理医の世界について順を追って説明していくことにしましょう。

私たち病理医は、普段は病院の奥のほうにある、一般には「病理部」などと呼ばれる

部署で仕事をしています。

したがって、患者さんと直接お会いすることはほとんどありませんし、一般に知られる機会も少なく、それゆえ知名度は低いのですが、医療現場の中ではとても重要な役割を果たしています。

詳細は本書の中で詳しく述べていきますが、概念だけここで簡単にご説明しましょう。

一般に、患者さんと直接対面して治療する医師を「臨床医」といい、その臨床医の治療方針を決める根源となるのが、病理医の診断です。

患者さんの病気が何であるのか、がんであればどんながんなのか、どれぐらい転移しているのか、どのような抗がん剤が効くのか、放射線治療は適正なのか、といったことを病理医は診断します。少し難しいですが「疾患の確定診断」をするともいいます。

臨床医はこれをもとに治療方針を決定するのです。病理医が「Doctor's Doctor（医師の医師）」と呼ばれるゆえんです。

これに加え、「病理解剖」というのも病理医にとって重要な仕事です。病理解剖では、亡くなった患者さんを解剖し、なぜ亡くなったのか、病気がどこまで広がっていたのか、他に併発していた病はなかったかなどを調べます。

このように、正確な診断と正しい治療のために重要な任務を担っているのが病理医です。

その病理医がどれくらいいるのかというと、全国で約2120人ほどです（病理診断科を主たる診療科としている医師の数。令和2年厚生労働省調査）。一般に数が足りていないといわれている小児科医でも、その数は1万7000人ですから、いかに病理医の数が少ないかがおわかりいただけるでしょう。

ところで、全国に病院（診療所や歯科医院を除いた医療施設）がどれくらいあるかというと、厚労省の統計では8205件です（令和3年）。

となると、2000人の病理医では数が全然足りません。そう、実は病理医がいないという病院のほうが圧倒的に多いのです。

もちろん、ひとことで病院といっても病床数などに大きな違いがあります。病院の定義は「20以上の病床を持つ医療施設」とされており、20床程度かそれ以下の小さな施設に病理医はいなくても大丈夫、というのが一般的な考え方です。

一方、300床を超える中規模~大規模の病院となると、そこでは日常的に手術が行われており、病理医が必要とされるケースが多くなってきます。この300床以上の病院は全国で1443件（令和2年）。

つまり、約1000の中規模以上の病院で2000人の病理医が働いていることになります。

実際には、大学病院など大きな施設には複数の病理医が勤務していますが、多くの病院ではたった1人だけで対応していたりします。そして1人すらいないという病院がほとんど。これが日本の医療現場の現実なのです。

私はこれまで、大学病院で病理医としてのトレーニングを開始し、その後、複数の医療施設で病理医として勤務を続けてきました。

自分1人しか病理医がいないという地方の市民病院で働き、その後、大学病院では医学部講師として学生教育にも関わるなど、充実した日々を過ごしていました。

そして、大学病院を辞して再び地方の同じ病院に戻って勤務したのです。私は、その病院で、「1人病理医」として地域医療に貢献しようと真剣に考えていました。その地に骨を埋める気でさえいたのです。

しかし、僻地ゆえの人口および医師数の減少などにより、次第に病院経営が圧迫され、病理診断の数が年々減少。そうなると、私は空いた時間を症例のまとめや諸々の勉強などに費やすしかありません。

もちろん、それはそれで大事な仕事なのですが、病理医として物足りなさを感じていたのも正直なところでした。

こうした中、別の病院から「1日でいいから、もし無理なら数時間でもいいからうちの病院を手伝ってくれないか」というオファーがたびたび舞い込むようになりました。切実に病理医を必要としている現場は確かにあったのです。

しかし、空いた時間に他の病院にヘルプに行っていいかと聞いてみても、病院はOKを出してくれません。

というのも、その病院は公立病院で、私はそこの職員の1人（つまり公務員）であったため、勤務時間中に他の施設へ行って仕事をすることが職務専念義務に反するということになり、病院としても許可を出せなかったのです。

こうした中、その病院も経営改革の一環として、人事評価等に成果主義を導入することになりました。その中で、私の担当である病理診断も評価対象になったわけですが、その指標というのが病理診断の件数だったのです。

しかし、先述した通り、病理診断数が減っていたのは、人口減少などに起因するもので、私が怠けていたから減ったわけではありません。これだけは病理医の一存でどうにかできる問題ではないのです。

私は病理医として、その病院のために頑張ってきたつもりでしたが、自分ではどうすることもできない診断数で評価されるのは納得いきませんでした。そんなところにまで「成果主義」で評価されるなんて……。医療界は何かおかしいと感じざるを得ませんでした。

「これでは、ここで働き続けることはできないなぁ……」

そう脱力するしかありませんでした。そこで頭をよぎったのが、フリーランスの病理医になるという選択肢でした。

とはいえ、フリーのカメラマン、フリーのエンジニアはよく耳にしますが、特定の病院に属さないフリーの医者なんてありえることなのでしょうか。

実は近年、フリーランスの医師が活躍する事例は増えてきているのです。その顕著な例の1つが麻酔科医です。

麻酔科医は、手術のときに患者さんに麻酔をかけるだけでなく、術後の患者さんの管理など様々な業務を担う重要な仕事です。

北海道など医師不足が著しい地域では、フリーランス麻酔科医がいないと手術が行えないという事態も起きています。

しかし、その割には医師としての評価が必ずしも高くない時代が続き、立場的にも多くの麻酔科医が「病院に縛られている」というストレスを抱えていたといいます。

その麻酔科医の不足が近年、問題となっています。そして、フリーランスになって病院と個別に契約を結ぶ「フリーの麻酔科医」という人たちが増えはじめたのです。

「包丁一本、さらしに巻いて」ではありませんが、腕一本で病院を渡り歩く〝さすらいの麻酔師〟というわけです。

フリー麻酔科医の中には年収数千万円も稼ぎ出す人が出るなど、その存在感は増しつつありました。

このようなフリーランス麻酔科医の台頭を苦々しく見ていたのが日本麻酔科学会です。フリーランス麻酔科医の仕事を阻止すべく、２０１８年には「単一の病院に週３日以上勤務していないと麻酔科専門医資格を更新できない」といった新たな決まりも設けられました。

フリーランス動きは麻酔科医だけではありません。内科医や整形外科医、放射線科医などでもフリーランス化する医師がどんどん現れています。私がフリーの病理医を意識しはじめたのは、こうした時代の流れで起きた必然だったともいえるでしょう。

特定の病院に属さず、複数の病院に勤務して病理診断を行うフリーランス病理医の存在は、うわさではたしかに聞いていました。

しかし、そんなことが現実にできるものなのだろうかという、懐疑的な気持ちもあったのです。

というのも、先に挙げたように、病理診断の業務の中には、病理解剖というものがあり、これはフリーランスのような形態ではなかなか行いにくいのではないかと思ったからです。

しかし、献身的に務めたつもりの病院から最低の評価を受け、地域医療に貢献する道ももはや途絶えたと考えた私は、フリーランスの道を模索することとなります。

まずは、フリーになったという病理医の方に人づてで連絡をとり、直接会って話を聞くことからはじめました。すると、フリーランス病理医がすでに様々な場所で活躍している事実と、下世話な話ではありますが、サラリーも一般の勤務医よりはるかに稼げていることがわかりました。

「これだ！」と思いました。迷っている場合ではありません。病院の評価などを気にすることなく、ニーズに応じて様々な医療施設を訪ね、専門的スキルを提供し、それで対価を得る……。こうしたプロフェッショナルとしての生き方は魅力があると感じました。

1つの病院に勤務し、どんなに病理標本が少なくて時間が空いても、他の病院で診断することができないというのでは、私にとっても、専門スキルを求めている病院にとっても、なにより患者さんにとって不幸なことです。

また、赤字を抱えて将来が見通せないような病院にとっては、常勤の医師を雇うより、必要に応じてパートで雇うほうがコスト的にも合理性があります。

こうしたことから、フリーランス病理医になることは、まさに三方良しのベストな選択だと考えるようになりました。

そして実はもう1つ、フリーランスになりたいと思った理由があります。

私は医師になる前は、研究者を目指して理学部の大学院で研究に没頭していました。しかし、研究者として安定した生活を得ることは難しく、多くがパートタイムの研究職として働くか、別の世界に転身するかを迫られました。

特に、就職氷河期世代と呼ばれる、１９７０年代生まれから80年代前半生まれの世代にとっては、不況による雇用の減少と、これに伴う大学院生の増加、科学技術予算の削減など厳しい時代が続き、40代を過ぎても安定した職を得ることができない研究者たちが大勢いました。

事実、職を得られなかった40代の研究者が、自ら命を絶つという痛ましい事件も数年前に起きています。

私もそうした事態を常々憂えていた一人で、いろいろな媒体で研究者のキャリアパス問題について書いたり、自著に記したりしてきました。

2010年に出した拙書『博士漂流時代「余った博士」はどうなるか?』(DISCOVERサイエンス)は、科学ジャーナリスト賞2011をいただくなどそれなりに反響を呼び、政府会議の場にも声がかかるなど、この問題に関する発言の機会を得ることができました。


しかし、当時の私は、公立病院勤務の医師として、安定だけは約束された暮らしをしていました。そんな立場にある者が、口先だけでキャリア問題を訴えても説得力に欠けるのでないかと思いはじめたのです。

大学院生やポスドク(ポストドクター=博士研究員)のキャリアパス問題を、安全なところから評論家のように無責任にいうことがはたして許されるのだろうかと。

実は、大学病院を辞めて地方の病院に移ったのも、そうした理由からでした。まずは大学というところから離れ、研究機関には所属しない、いわば在野の人間になろうと思ったからなのです。

しかし、在野とはいえ、地方の市立病院だって安定した仕事です。自分が安全圏に入ることには違いがないわけです。それではあまりに説得力がありません。

フリーランスになり、キャリアパスの問題に苦しむ就職氷河期世代、すなわち自分と同世代の人たちにとってのロールモデルとなるべきではないか。その考えは次第に強まっていきました。

こうした事情が重なり、フリーの病理医となる決心を固め、準備をはじめた私でしたが、フリーランスといっても、個人事業主になるか、法人（会社）を立ち上げるかといった選択肢があります。

そこで、すでにフリーとして仕事をはじめていた医師に話を聞いたところ、どこかの病院に勤務する場合は、法人での契約はできず、医師個人が病院と直接契約をしなければならないことを知りました。

一方、フリーランス病理医の諸先輩方の中には、会社を立ち上げ、仕事をしている方もいます。

私にはどちらが向いているのか、総合的に判断した結果、個人事業主になることを決めたのでした。

一方、それと並行して会社の立ち上げの準備もはじめました。というのも、医師の仕事は個人事業主として行うとして、科学ジャーナリストとしての執筆業など医師以外の仕事については、会社として請け負うようにしたほうが様々な面でいいと考えたからです。

こうして私は、2020年4月、個人事業主＋合同会社の1人社長としてフリーランスになりました。折しも新型コロナウイルスが蔓延する最中での独立となりました。そのときの不安を忘れることはできません。しかし、不安と同時にワクワクも止まりませんでした。

組織に属さない、在野のフリーランス医師兼科学ジャーナリスト。飼い犬を辞めて、鎖を切り取り自由に生きる。もちろん、「自分の力だけで生きていく」などといっても、実際は多くの人の助けを借りなければならないわけですが、それでも「自分の人生を自分で決めることができる」という生き方に大きな希望を感じたのです。

それから3年が経ちました。フリーランス業も多少は板についてきた気がする昨今、ワニブックスさんから「フリーランス病理医について書いてみませんか」というお話をいただきました。

全国約2000人いる病理医のうち、例外的な存在ともいえるフリーランスの存在が、はたして一般の読者の関心事となるのかと心配もしましたが、このような異端な医師の存在とその生き方を知っていただくことで、世の中の誰かを勇気づけることができればと思い、謹んでお受けすることに致しました。

拙い経験ではありますが、私が病理医になり、大学病院等の勤務を経てフリーランスになり、コロナ禍で悪戦苦闘してきた姿が、誰かの人生の励みとなればこのうえない喜びです。

目次

第2章　フリーランス病理医への道……83

第3章 病理医の今と未来の病理医

第4章　フリーランス病理医が語るキャリア論

第5章 フリー病理医が見た医療の真実……195

おわりに

第1章　病理医という存在

病理医とは何者か

「病理医」という存在について、本書冒頭でざっくりとご説明致しました。おそらく大多数の方が「知らなかった」「聞いたこともない」というところかと思います。

実際、スマホの音声入力で「病理医」と声を入れても、末尾の「医」を認識できずに「病理」とだけ表示されたり、「病院」というのはまだいいほうで、「冥利」「日和」「料理」など、全然関係ないワードが選ばれたりして、そういうところでも認知度の低さを感じてしまいます。

実は私、これまで「病理医とはどんな存在なのか」を解説する本を3冊書いているのですが、まだまだ広く知られるには至っていないのが現実です。

そこで4冊目となる今回は、ただ真面目に解説するというよりは、これまでと少し違った角度から病理医についてお伝えできれば幸いです。

病理医の日常

あらためて自己紹介をしますと、私の職業は病理医です。病理専門医と細胞診専門医の資格を持ち、日々病理診断を行っています。

では、この「病理診断」というのがどんな作業なのか、「病理医なんて聞いたことがない」という方によりリアルにイメージしてもらえるよう、一例をあげてご説明します。

顕微鏡という装置があります。皆さんも理科の実験などで一度は触れたことがあるでしょう。私たち病理医にとっても必要不可欠な存在です。

100年以上前に基本的技術が確立した古典的な機械で、その質は時代を追って高まっていますが、自らの眼を接眼レンズに近づけ、フォーカスを網膜に合わせる作業は変わることはありません。

顕微鏡の対物レンズが見つめるガラス板の上には、患者さんの体から採取された組織の一部が貼り付けられています。これは数マイクロメートルという薄さで切り取られ、これが赤色と青色の色素で着色されています。

まずは低い倍率で全体を見て、気になるところは倍率を上げます。この作業は、ちょうど人工衛星から地形の全体像を見て、知りたい地点を拡大撮影するのと似ています。20年近くこれを繰り返してきたわけですが、組織の構築や細胞1つ1つの形、そして色など、同じものは1つとしてありません。

その中で、組織構築パターンの乱れ、正常細胞からの逸脱などを知覚し、さらに臨床データを加味しながら、目の前にあるこの組織に今、何が起きているのかを推測するのです。

こうして私が把握した病変の状況は、患者さんと直に接する臨床医のために言語化されることになります。とはいえ、見たもの全てを言語に置き換えることはできません。膨大な量になってしまいますし、かえってわかりにくくなってしまいます。

そこで、情報をそぎ落としながらエッセンスのみを伝えるわけですが、そぎ落とし過ぎると臨床サイドに誤解を与えます。言葉の選択には常に慎重さが求められます。

その際、必要に応じて相手側の性格なども考慮にいれることもあります。

「この医師はやや飛躍した解釈をする傾向があるからなぁ。だったら少し控えめな表現をしたほうがいいだろう」とか、「逆にこの医師は石橋を叩くような慎重な人なので、過小評価されないような強めの表現にしよう」なんてことを常に考える必要があるのです。

このように、私が顕微鏡をとおして組織から得た情報は、言葉となって臨床医に伝わり、患者さんやご家族に伝わるわけですから、そこで〝伝言ゲーム〟になって誤解や勘違いが生まれないようにしなければなりません。

5つの業務

病理医の仕事について、これまでもざっくりと述べてきたわけですが、ここでもう少しだけ詳しく触れておきましょう。

病理医の業務は大きく5つに分けることができます。すなわち、「生検の診断」「手術材料の診断」「術中迅速診断」「細胞診」「病理解剖」です。

①「生検の診断」

「生検」は人体の組織の一部を少量採取し、薬品などで加工し標本を作成することにより、病変がどのような種類の病気なのかを調べる作業です。

消化器内視鏡（先端に小型カメラ（ＣＣＤ）やレンズを内蔵した細長い管）を、口や肛門から挿入して採取された標本が多いのですが、それ以外にも呼吸器領域や婦人科、泌尿器科など、様々な科から標本が提出されてきます。

ちなみに、こうした標本を作製するのは臨床検査技師という専門職の人で、病理医のパートナーとして不可欠な存在です。

標本として提出されてくる微小な組織は、当然ながら大きな組織の一部でしかありません。さらに採取時の条件によって変形が加わり、観察が難しくなることもあります。つまり、そこから得られる情報に限界はあるわけですが、患者さんの身体への侵襲（ダメージ）が比較的少ないこともあり、生検の診断は多用されています。

近年では、切除不能の進行がんなどのゲノム医療においても、生検の重要性は高まっています。

②「手術材料の診断」

腫瘍の種類や広がり、リンパ節転移の有無、他の臓器への転移などを病理診断において調べます。これが「確定診断」となり、追加治療のメニューが決定されます。外科手術において必須といえる仕事です。加工の方法は生検と同じですが、たくさんの標本をつくる必要があります。

③「術中迅速診断」

手術中に採取された組織を凍結させ、10分程度という短い時間で診断します。基本的には生検と同じですが、凍結標本を用いることで短時間に診断できるため、手術で採取した標本の断端に腫瘍があるかないか、あるいは事前に良性か悪性か判断できなかった組織の診断などに用いられます。

「だったら全ての標本を凍結標本で行えばいいではないか」と思うかもしれませんが、凍結による組織の挫滅《ざめつ》の影響もあって、診断の確度が高くないというデメリットもあるのです。

④「細胞診」

痰や尿、胸水、腹水の中の細胞や、子宮頸部などから採取された細胞が腫瘍か否かなどを診断します。具体的には、臨床検査技師の中で細胞検査士の資格を持つ人が全ての標本を見て、病理医あるいは細胞診専門医がダブルチェックをするという体制で行います。

⑤「病理解剖」

事件性のない病気で亡くなった方の解剖を行うことで、死因を特定したり、病変の広がり、治療の効果などを調べたりするために行います。研修医の教育の現場では、解剖を経験することが必須となっているなど、医師の教育やレベルアップのために行われている側面もあります。

病理診断の多くは、治療方針決定のための根拠、確定診断として使われますから、病理医がミスをすれば患者の健康や生命に大きな影響を与えることになります。こうした重い責任を担うのが病理診断ということです。

病理医不足は業界の課題

病理医が医師として〝少数派〟であることは、「はじめに」ですでにご説明しました。その数についてもざっくりと触れましたが、もう少し正確にみていきましょう。

厚生労働省の「令和2年医師・歯科医師・薬剤師統計の概況」によると、全国の届出「医師数」は33万9623人で、このうち「主たる診療科」を病理診断科としている医師の数はわずか2120人。全体の0・6％という数字です。

もっとも、コロナ禍でもっとも必要性が求められた感染症内科の数が570人という少なさですから、その視点でみれば「2千人いるだけマシ」という見方もあるでしょう。

ただ、病理医の仕事は各科の診療に広く関わっており、外科をはじめあらゆる科から提出された検体を診断していますから、その点を考えると「不足が顕著」といってさしつかえないと思います。

２００８年に日本医師会が全国の５５４０病院を対象に行った「医師確保のための実態調査」でも、病理医は不足する医師の１位として報告されています。

また、「日本病理学会 国民のためのよりよい病理診断に向けた行動指針２０１９」（２０１６年ベース）によると、４００床以上のベッド数がある一般病院７１０施設のうち、２０２病院（率にして28・５％）の病院で常勤病理医が不在であることがわかっています。

そして、常勤病理医がいる病院でさえも、その４割以上が「一人病理医医療機関」となっています。病理医がたった１人しかいないということは、最終決定である病理診断がダブルチェックのないまま患者に報告されるということです（このダブルチェックの問題については後でも触れます）。

地域による偏在が著しいのも深刻な問題です。日本病理学会によると、病理専門医の約40％が関東地区に勤務するなど、都市部に集中する傾向が強く、県全体で10名程度しか病理医がいないところもあります。

特に東北地区で病理専門医不足が深刻とされており、さらに同じ地方でも、やはりどうしても県庁所在地に局在する傾向があります。

こうした病理医の不在や偏り、あるいは「一人病理医」の現実が日本の医療業界で大きな課題となっているのです。

圧倒的少数

実は病理医の数は、年間数十人くらいではありますが、ほんのちょっとずつ増えています。ただ、この増え方以上に医療における病理診断が果たす役割も増えており、仕事量とすれば病理医が年々忙しくなっているのは確かだと感じています。

年配の病理医の先輩などに話を聞くと、大学では昔の病理医の主たる仕事は解剖で、午後4時くらいになると早々と宴会をしていたみたいな「武勇伝」を聞いたこともありますが、現在ではメインの仕事はあくまで病院でのそれです。

日進月歩で新しい技術が登場し、昔なら「肺がんです」と伝えれば診断が終わっていたものが、今では「何がんか」「どんな遺伝子異常があるのか」まで調べる必要が出てきます。

遺伝子異常を調べるのは病理医の仕事ではない部分ではあるのですが、どの細胞の遺伝子の異常を調べるのかを決めるのが、病理医の仕事になっています。

そんな感じで、数が少ない病理医に大きな負担がかかっているのが現実なのです。

病理医不足は何をもたらすか〜一人病理医の苦悩〜

私は2006年に「病理専攻医」になって病理専門医になるための修業を始めたので、病理医になって20年弱です。フリーランスになってからも合わせると6年ほど「一人病理医」として過ごしてきました。「私なんか10年以上、一人病理医だよ」というベテラン諸氏に比べればたいしたことはないのかもしれませんが、ほかに代えがいない、たった一人の現場というのは、精神的になかなか厳しいものがあります。「一人病理医」は病理医不足の象徴みたいな存在です。

数年前に日本病理学会が「一人病理医」の問題点についてのアンケート調査を行いました。それと私見を交えて考えてみると、以下のような問題があると思います。

まず、交代要員がいないので休めません。私の拙い経験でも、40度近い熱が出たにもかかわらず迅速診断の予定が延期できず、床に寝袋を敷いて部屋の扉を閉じ、隔離してもらいながら診断をしたことがあります。コロナ禍の前でしたから感染防御も雑な時代の話で、今だったら完全にアウトだと思います。

このほか、「術中迅速診断」や「病理解剖」の業務にも1人で対応するため、学会出席や休暇などに十分な時間を割けないというケースも珍しくありません。当然ながら、先述の通りミスが許されないという環境の中で、重圧も常にのしかかります。

一人病理医では相互チェック（ダブルチェック）ができないのも大きいですね。相互チェックは単純ミスを防ぐために重要です。どんな仕事にもいえることですが、人間のやることにはミスがつきものです。

いかに優秀な医師の集団であったとしても、誤字脱字や標本の見落としなど、単純ミスは常に発生していますし、これを完全にゼロにすることは不可能です。こうしたミスは、病理医が2人いて互いにチェックし合うだけで大幅に軽減されますが、1人ではそれが難しいのが現状です。

認知バイアスという言葉がありますが、人というのは思考するとき、どうしてもバイアスに支配されます。病理診断においても、ある1つの疾患が早期に思い浮かんでしまったことで、標本内にみられる様々な組織像を、その疾患の根拠として強引に結びつけてしまうこともあるのです。これが二人以上いれば「それ言い過ぎじゃない？」などと言い合えたりするので、診断をする前に気がつけることもあるのですが、近くに同僚がいないので、それができないのです。

チェックが入らないことにより、診断基準がずれていき、よくいえばオリジナリティのある診断、悪くいえばねじ曲がった診断をしてしまうことも否定できません。最悪の場合、不適切な治療につながってしまいますから極めて危険です。

もちろん病理医の大半は、そうしたバイアスにとらわれないようにするため、時間を置いて見直したりするなど様々な工夫をしています。

病理医の日常診断業務の多くを消化管生検が占めると先に触れましたが、この多くは診断に迷うことは比較的少なく、組織を顕微鏡でみた瞬間に診断名が思い浮かぶことがほとんどです。

おおむね20件に19件、割合にして全体の95％くらいはこうした「瞬殺」できる標本が占めるのですが、言い換えれば20件に1件は診断に迷う症例があります。病理医とすれば、できればこうした20分の1の難しい症例に、限られた作業時間と労力を費やしたいと考えます。しかし、1人体制ではそれもなかなかできません。

冒頭でも触れた通り、病理医の仕事をよくわかっていない人たちに低評価を下されることもつらいです。

もちろん、「俺がいなければこの病院は回らないぞ」とばかりに、たった一人しかいない希少価値を材料にして、環境の改善を達成した交渉上手な病理医も中にはいますが、多少なりとも苦労している一人病理医が多いのは間違いないでしょう。

一人病理医さえおらず、病理診断が日常的に行えない病院では、大学病院などから非常勤という形で病理医に臨時で来てもらうか、都道府県に登録している衛生検査所と呼ばれる施設に病理診断を依頼することになります。

こうした場合、診断までに時間を要するほか、非常勤病理医が来院する日に手術日を合わせる必要があるなど、病理医不足の影響は様々な形で現場に出ています。

『フラジャイル』が認知度を上げた

世間の大多数の人が知らない病理医という職業ですが、一時だけその知名度が上がった時期がありました。岸京一郎という病理医が主人公の漫画『フラジャイル』（原作：草水敏、作画：恵三朗）がヒットし、この作品が長瀬智也さんの主演で2016年にTVドラマ化されたときです。

この頃は「病理医です」と名乗ると「あ、『フラジャイル』の？」「かっこいいですねー」なんて反応が返ってきたものです。が、悲しいことにそれも長く続きませんでした。今では再び「ビョウリ？」「リョウリ？」「料理の医者ですか？」などといわれています。なかなか難しいものです。

けれど『フラジャイル』のドラマ化はそれなりにいい影響がありました。俳優やタレントとして活躍されている芦田愛菜さんが「病理医になりたい」と発言したのです。芦田さんは『フラジャイル』を見て病理医に憧れたそうです。

芦田さんの発言に、私もここぞとばかりに便乗してYａｈｏｏ！ニュースに書いたりしたのですが、その記事のPVは実に２００万を超えました。もっとも、これは「病理医への関心が高まった」というよりは、「芦田さんの人気がものすごかった」というだけとも言えますが（笑）。

なお、報道によれば芦田さんは別の学部に進学するそうですが、病理医の存在を世に知らしめてくれた功績には表彰したいぐらいです（笑）

女性の病理医というのは決して珍しくありません。私の指導医だった病理医も女性でしたし、同僚にも女性の病理医はかなりいます。

令和2年の調査では病理医の31・7％が女性でした。医師全体では女性の割合は23・8％なので、パーセンテージではそれより多いことがわかります。女性に選ばれている診療科の１つが病理医だとはいえそうです。

女性に選ばれやすい理由として考えられるのは、当直がない、標本を見る時間に融通がきく、といった働きやすさが影響しているのではないでしょうか。もちろん、これは男女関係なく、男としても働きやすいということではありますが。

そういうわけで、女性の病理医は現場でたくさん活躍していますし、男女に関係なく仕事ができる診療科だということはできるでしょう。

病理医と出身大学

この本を手に取った中高生がいたら、どうすれば病理医になれるのかに関心があるかもしれません。

まず必須条件が、大学の医学部に入ることです。医学部の医学科に入らないといけません。必ずしも難易度の高い大学に入る必要はありません。一人のフリーランス病理医からいわせていただくと、わからない症例があったときに相談（コンサルテーション）したい相手というのは、あくまで実力がある人であり、どこの学校を出たかなんて正直どうでもいいのです。

この「相談」については、日本病理学会のコンサルテーションシステムを中心に、様々なエキスパートに相談ができる仕組みがあります。そこには様々な大学出身の方々がエキスパートとして名を連ねています。学閥など全く関係ありません。

そういう意味で、病理診断の世界はフラットで実にスッキリしています。

1つ例を挙げます。かつて川崎医大に真鍋俊明先生という病理診断の教授がおられました。山口大学のご出身で、アメリカで研修をされた後に川崎医大の教授として後進の育成に務められました。後に京大の教授になられました。

この川崎医大時代の、真鍋先生の「弟子」にあたる方々というのが、どなたも実に優秀で素晴らしい人たちなのです。大学教授になる方がたくさん生まれ、皆さん今も第一線で活躍されています。

このように、病理診断に限っていえば、どこの大学に入ろうと関係ありません。要は卒業後に誰の指導を受け、どれだけ積極的にトレーニングを積めるかが鍵となります。

ですから、病理医を目指す受験生は、くれぐれも大学の名前にこだわることなく、早くどこかの医学部に入ってしまうことをお勧めします。私の知り合いには、ハンガリーの大学の医学部を卒業し、日本の医師免許を取得して病理医になった人もいます。

病理医が不足している現状では、各大学が関連病院に人を出すことさえなかなか難しい状況ですので、「学閥ガー」とか「母校出身者ガー」などと言っていられる状況ではないのです。現場とすれば出身大学など眼中になく、新人は喉から手が出るほど欲しい存在です。そういう意味で、病理医は学閥をさほど気にすることなく、実力だけでのしあがる……そう完全に言い切ってしまうのもいささか語弊がありますが、そのチャンスが大きいということはいえるでしょう。

病理医になれるのは30歳近く

ただ、医学部に入って6年、研修医2年、そして病理専門医試験を受験するまでに最低4年かかります。ということは、30歳近くにならないと病理専門医という資格を取得できないということになります。

病理専門医は、決められた数以上の症例を経験し、2日間に及ぶ口頭試問も含めた試験を受けてようやくなれます。

しかも、資格を取得したからそれで一人前というわけではもちろんありません。「病理専門医になれた」のはあくまで通過点にすぎず、そこから一生をかけて勉強し続ける必要があるのです。

合格率でいうと、病理専門医試験は8割くらいが受かる試験ですが、医師になって病理医になるための数年に及ぶ修業を積んだあとで受験できるわけですから、単なる「8割」ではありません。

それだけやっても落ちる医師がいるということで、はっきりいって難関です。実は私も専門医試験に一度落ちています。総合の点数は合格点に達していたのですが、別に合格基準がある解剖の試験で2点足りなかったのです。これは悔しかった。

要するに、長い修行と試験を経て、ようやく病理医になれるということ。参入障壁は高いということです。その覚悟がある方なら、ぜひ病理医を目指してほしいと思います。

病理診断には資格がいるか

一般に医師が病院や診療所を開業して、診療科目をどうするのか、専門用語でいうと「標榜《ひょうぼう》」するのか。この「標榜科名」は医師が勝手に決めることは許されていません。患者さんに誤解を与えないように厚生労働省が法律で決めています。

そうした中で、病理診断を行う「病理診断科」は、内科や外科などとともに、病院にその科があると看板を掲げてもいいという「標榜科」になっています。

この標榜科になったのは実はごく最近です。私が病理専門医になるために修業中だった2008年に「病理診断科」が誕生するまで、「科」として名乗れませんでした。その理由は患者さんに直接的に接しないからです。

「○○科」と標榜するのは、患者さんが迷わないためでもあります。でも、病理医は患者さんに接しない、ならば科と名乗る必要はない、という理屈です。

「科」と名乗れないことで、どうしても他の科の医師たちから1ランク下に見られることもあり、医学生の進路選択の際も、「科じゃないところには行きたくないな」と避けられる理由にもなっていました。

私自身、「榎木さん、病理診断って医者がやることなの？」などと言われたことがあります。今だから言いますが、他の科と対等でないために無理難題を言われたり、暴言を吐かれたりしたことも一度や二度ではありません。

そんなわけで、多くの病理医たちにとって、標榜科になることは長年の悲願でもありました。それが２００８年にようやく認められたのです。

標榜科になった理由の1つが、「病理外来」を設置することができるようになったことです。これは、患者さんに直接病理診断の説明をすることができる外来です。患者さんが来られて直接的に対面するのなら、標榜する意味もあるということです。

とはいえ、日々の仕事に忙しく、日常的に病理外来を行えている病院はまだまだ少数派です。私も患者さんと対面してご説明したことが何度かありますが、正直なところ毎日行うのは厳しいというのが率直なところです。それもこれも、病理医の数が絶対的に少ないからなのです。

実は開業できる病理医

「病理診断科と標榜できるようになったきっかけは、病理外来をはじめたからだ」と先に書きました。勘の鋭い人なら気がついたかもしれません。外来ができるなら、診療所を開設できるのではないかと。

そうなのです。病理診断科も医療施設としての診療所を開設できます。つまり開業できるのです。私が知っている限りでも、数件の病理診断科診療所が誕生しています。

もちろん、入院治療を行うわけではないので、ベッドはありません。開業した病理医は診療所のなかで病理診断を行う毎日を送っています。

病院ではないので、開業医とか病理医のいない病院と契約を結び、患者さんから採取された組織を診断するなどしているそうです。その中で、要望があれば外来を通じて患者さんに直接診断結果を説明します。

病理医で開業した人はまだまだ限られています。ただ、病理診断は医療施設で行わないと保険診療にならず、国からのお金がもらえません。日本病理学会では、病理診断は医療施設で行うように国に要望しているので、要望が通れば病理開業が増えるかもしれません。そのあたりは、次の章で詳しく説明したいと思います。

病理医から見た他の診療科

私たち病理医は、基本的にあらゆる診療科の医師たちとコミュニケーションを取る必要があります。内科、外科、整形外科、皮膚科など、様々な「科」からの依頼を受け、提出された組織を、顕微鏡を使って診断します。

その中で交流の少ない科は麻酔科や精神科です。麻酔科は手術に携わる重要な診療科ですが、検体を提出することはありません。

精神科はいわゆる「心の病」を扱う専門家なので、病理医が関わる作業は基本的に発生しませんし、もし担当する患者が病気になれば生検などの検体を提出してくることがあると思いますが、その場合でも他の診療科に任せることが実際には多いので、直接的な交流はあまりないのです。

そういえば、珍しく精神科に入院していた患者さんの病理解剖をしていたときに、解剖の様子を見学していた担当の精神科の先生が、気分が悪くなって倒れてしまい、救急外来に搬送されたということがありました。

その先生は解剖なんてほとんど見たことがなかったのでしょう。それくらい精神科と病理医は縁遠いといえるわけです。とはいえ、もちろんこれは仕事上の都合によるものであり、医師個人としての人間関係をどうこういっているわけではありません。病理医と仲がいい精神科医の方もたくさんいますので誤解なきよう……。

他の科との関係性

このように、私たち病理医は様々な診療科と交流があるわけですが、いい機会ですので、ここでそれぞれの診療科の特徴というものを、私の独断と偏見も込めて記してみたいと思います。

ほとんどの読者の方は医療現場の事情などと無縁だと思いますので、「へぇ～、病院の世界ってそんな感じなんだ（笑）」くらいのゆるい温度で、楽しんで読んでいただければと思います。

まず、病理医ともっとも交流があるのが内科です。その中でも消化器内科というのは我々の〝お得意様〟ともいえる科です。

消化器内科からは胃や大腸の生検が毎日のように提出されてきます。それら生検材料を見て、悪いものか、それほど心配しなくていいものか、といったような診断を私たちは毎日のように続けているのです。この消化器だけでなく、内科には〝お得意様〟がいくつもあります。

次なるお得意様は外科です。手術材料が病理診断室に提出されると、私たちは「切り出し」という作業でどこを標本にするかを決める作業をしています。

「切り出し」は病理独特の仕事で、ホルマリンという有機溶媒で処理された検体をナイフで切って、その病巣の一番深いところ、あるいは一番広がっているところなどを切り出し、それを臨床検査技師に標本にしてもらうのです。

外科の中で交流が多いのは、消化器外科です。先ほど「消化器内科はお得意様」と書きましたが、同じく消化器の「外科」もやっぱり〝お得意様〟なのです。

実際のところ、消化器の手術標本も毎日のように提出されてきます。日本では年間およそ100万人が新たにがんと診断されていますが、特に多いのが肺がんと消化器系のがんなのです。

肺がんは手術になることが多いものの、抗がん剤での治療や免疫療法による治療なども行われるため、私たち一般病院が見るのは消化器の標本が多いのです。

次に脳です。ご想像いただけると思いますが、この脳というのは飛びぬけて難しい臓器で、脳腫瘍の多様さや神経変性疾患の複雑さなど、私たち一般病理の人間ではなかなか手に負えない部分もあったりします。したがって、正直なところ関わるケースもそう多くはありません。

一方、呼吸器は内科も外科も、結構な顧客の1つです。ただ肺がんの標本は実はなかなかに厄介です。がんの種類は多いし、広がりを調べるのもなかなか難しい……。そして肺がんは種類によって様々な治療法があるので、しっかりと調べなければなりません。

循環器内科は、いっていいのかどうか迷いますが、正直なところちょっと苦手です。

人間の命の源である心臓を扱うからか、循環器内科の先生方は、私たちの目からは自信に満ち溢れているように見えます。もちろん、私も心から尊敬はしているのですが……ただ、中には押しが強く、かなりきつい言葉を使う先生もいたりしますので、そんなところが苦手な理由の1つなのです。

最近は腫瘍内科も重要な〝お客さん〟です。腫瘍内科は、内科の中で抗がん剤治療に特化した科で、肺がんや消化器がんなど様々ながんの治療を行います。

抗がん剤のスペシャリストであるため、非常に頼りになる科ではありますが、治療方針の決定には私たちの病理診断が重要な役割を果たしています。それゆえ、腫瘍内科と私たち病理診断科は大切なパートナーということができます。

一方で、腫瘍内科の先生方も、循環器内科と同じくらい「押しが強い」という印象が私にはあります。もちろん患者さんのためだとは思うのですが、「病理診断はまだ出ないのか」とこちらに繰り返し問い合わせをしてくることもよくあります。当然、そこでは強い口調で厳しい言葉も飛んでくるわけです。

「プロ意識が高いから」ともいえますが、やはり仕事も最後は人と人です。こちらだってプロ。プロとプロのぶつかり合いですから、できる限り協力しあいながら仕事を進めていきたいというのが私の本音です。

医療界における病理診断科

このように、私たちの仕事はあらゆる科とつながっているため、「病理医は臨床医にとってのコンサルタント」、あるいは「医者の中の医者」などといわれることがあります。ちょっとこそばゆい言葉ですし、悪い気はしませんが、「医者の中の医者」は言い過ぎかなと思っています。現代の医療は「チーム医療」が大原則であり、ピラミッドのような上下関係は古い考え方です。病理医が「俺たちは医者の中の医者なんだ」などと驕ることだけはないようにしたいものです。

とはいえ、他の科と良好な関係を築きさえすれば、様々な形で頼りにされるのは事実。それは素直にうれしいですし、やりがいにもつながります。

一方、良好な関係を保てるかは、環境によって変わってきます。病理診断により治療方針が決定され、それで患者が救われるわけですから、病理の価値を理解している医者たちは私たちをリスペクトしてくれます。逆にいえば、病理診断の価値をあまり理解してくれていない医者も少なくないのです。

まず、病理医を対等の立場の医者と思っていない臨床医が少なからずいるのです。実は、1989年まで、病理診断は医者がやる行為として法整備がされていませんでした。つまり、誰がやってもよかった。文字通り「医師の仕事」ではなかったのです。

そうした時代を知っているベテランの医師であれば、「病理診断なんて医者のやることじゃない」と今も思っているのでしょう。

そうした医師が役職について幅を利かせている病院では、必然的に病理医は肩身の狭い思いをします。病理医の立場が低い病院では、若い臨床医が、自分よりだいぶ年上の病理医をタメ口で呼んだり、怒鳴ったりと、あからさまにマウントをとってきます。

実際、私も似たような経験を何度もしました。あるときなどは、こちらが忙しいときに若い医者が突然やって来て、「学会発表に使うから今すぐ病理診断の写真を撮ってくれよ」などと無茶ぶりをしてくるわけです。こちらの都合などお構いなしで。

それでも、論文に私の名前を入れてくれるとか、一定の敬意を示してくれればまだいいのですが、そういうことも一切なしのこともあります。

誰が論文や学会発表の著者になるかについては一定のルールがあり、そのルールに基づいて行うべきなのですが、それをしない医師がいるのです。やることも考え方も雑ですね。

残念ながら、病理医は論文の著者を決める会議にすら呼ばれることがなく、いわば便利屋のように扱われているのが現状です。こうした理不尽な構図は断固変えていくべきです。このことについては後でまた触れたいと思います。

病理医はコミュニケーションが命

病理診断は、血液検査などと違って自動的に数字が出てくるわけではなく、人の頭の中で診断を決定するという行為です。もちろん、現段階では病理医が日常業務として診断をすることで、それが根拠になり学会発表や論文になったりするわけです。その貢献を何らかの形で認めて欲しいという気持ちは今も強く持っています。

見方を変えれば、私たち病理医も「お互い様」にならないよう、臨床の様々な診療科の現実をよく知り、その要望に応えることが重要です。そのためにはお互いのコミュニケーションを密にとることが不可欠になってきます。

日常的に話し合う、カンファレンス（会議）に出て対面して議論をする、あるいはコロナ禍以降は難しいですが仕事終わりに酒を飲み交わすなど、コミュニケーションの形は様々。これによって職場環境は構築でき、いい仕事ができるのだと思います。

私が知るある病理医は、「病理医にとっては電話が命だ」と言っています。「疑問があればＰＨＳなどで遠慮せず担当医に話を聞くようにしている。それが正しい診断への道なんだ」と。

なるほどと思いました。時々、病理医は「コミュ障」が多いなどと言われることもあり、私もその説は半分は当たっているように思います（笑）が、病理医がコミュニケーション能力を高める努力も必要だということでしょう。

キモい診療科？

病理医の数が少なく、医師全体の0・6％しかいないという話はすでにしました。文部科学省によると、主な医学部の2023年度入学定員は、順天堂大学が140人、東京医科大学が122人、日本医科大学が125人、北里大学が125人、関西医科大学が127人、近畿大学が112人となっています。ざっくり見て、1つの大学の定員が100人ちょっとですから、この中で病理医になる学生は1学年に1人いるかいないかということになります。

これだけ少ないと業界内でも偏見をもたれることが多く、他の科の医師から「病理医は変わった人が多いよね」なんて言われることもあります。

彼らに言わせると、病理はちょっと変わっている、あまり社会慣れしていない、コミニケーションが取りづらい、すぐ怒るといったようなイメージがあるようです。

少し前の調査ですが、日経メディカルカデットが2013年に行った診療科のイメージに関するアンケートでは、病理医は他の科から「コミュニケーション能力が低そう」

「影が薄い」「お金がなさそう」といった声が寄せられていました。

そうした声はSNS上でも目にすることがありました。過去にある医大生が病理医を「キモい」とツイートし、病理医（のごく一部）が騒然となったことがありました。

「キモい」と心の中で思うのは自由ですし、それを止める権利は誰にもありませんが、その思いを言葉にしてネット空間に発信するのは別の話です。せいぜい飲み会などの場で、仲間内で言いあうくらいにとどめておいたほうがいいでしょう。

病理医は顕微鏡を見ているだけ？

「キモい」とと思われるのは仕方ないとしても（笑）、あきらかな偏見もしくは事実誤認は勘弁してもらいたいです。というのも「病理医って楽をしているよね」というイメージを持つ医師が結構多かったりするのです。

病理医の仕事は9時～5時で終わり、当直などしないだろう、顕微鏡見てるだけだから楽でいいよね、などと言われることが多々あるわけです。

しかし、他人の仕事なんてやってみないと本当のところはわかりません。10時間を超えて顕微鏡を見続けるというのは、目にも腰にも負担のかかる作業です。決して楽をしているわけではありません。また、当直をしない代わりに夜中に病理解剖をすることだってあります。

隣の芝生は青く見えるもの。他人のものは何だってよく見えるもので、仕事も一面だけ見て「楽をしている」なんて判断をされるのは残念なことです。

まさに言われ放題の病理医ですが、考えてみたら100人に1人も選ばない道を自ら進んで選んでいるのですから、そういう意味ではユニークな人が多いのは事実かもしれません。他人と選択が異なることを厭わない医師、それが病理医ということもできます。

病理医の中にはメディアで活躍する人もいます。宇宙飛行士の向井千秋さんの夫としても知られる医学博士の向井万起男さんは、慶應義塾大学の病理診断科部長を歴任された病理医ですが、エッセイストとしても知られています。

大のメジャーリーグ好きとして新聞や週刊誌にコラムを連載し、2009年には講談社エッセイ賞を受賞しています。

同じく医学博士でミステリー作家の海堂尊さんは、誰もが知る通りベストセラー小説を多数発表しています。日本でもっとも有名な病理医といえるでしょう。

インターネットの世界でも有名な病理医が現れています。北海道の病院に勤めている市原真さんは、ツイッターでは「病理医ヤンデル（@Dr_yandel）」のアカウントで15万人以上のフォロワーを有し、著書も多数出されています。

実際、私もまわりの若い医学生に、知っている病理医の名前を聞くと、たいていはヤンデルさんの名前があがります。そんなヤンデルさんとお会いしたことがあるということは、私の密かな自慢の1つです。

新型コロナに関する正確な情報を広く届けるためのサイト『こびナビ！』を立ち上げ、エビデンスにもとづく丁寧な解説をＳＮＳ上で続けた医師といえば峰宗太郎さん。２０２０年12月に出された『新型コロナとワクチン　知らないと不都合な真実』（日経ＢＰ）は８万部近く売れたそうです。同じ出版社から出た私の本の10倍以上売れています。

大阪大学大学院教授だった仲野徹さんは、病理医ではありませんが病理学の教授でした（病理学の研究そのものは病理医でなくても、医師の資格がなくてもできます）。仲野先生は2017年に『こわいもの知らずの病理学講義』（晶文社）という本を出され、こちらも注目を集めました。

ともあれ、良くも悪くも振れ幅が大きいのが、病理医や病理学者ということなのかも知れません。

病理医と他の科との違い

病理医と他の科の医師の違いはいくつもありますが、一番わかりやすいのは服装です。病理医は、病理外来のときを除いて患者さんに会うことが基本的にはありません。それもあってか、白衣というものを着ない人も多いのです。

もちろん、臓器を切って顕微鏡で見る部位を取り出す「切り出し」のときは、服が汚れるのを防ぐために白衣になりますが、そうでないときは全く着ない人もいます。

反対にユニフォームのように常に白衣姿という病理医もおり、ある病院で血液が付着している白衣を着て院内を歩いて、患者さんに不快だと投書された医師がいました。

名指しはされていませんし、患者さんもその医師の専門が何かを知らなかったはずですが、私は個人的に「それは病理医かもな」と思ったものです。以来、院内を白衣で歩くことを私自身は自粛しています。

また、病理医の仕事は他の科からの依頼で行われるので、自分の意思で「仕事」を増やすことができません。

昨今、成果主義の導入などで病院の「売り上げ」が厳しく問われる中、自分の意志で売り上げに貢献できない病理医の院内における立場は、ややもすると弱くなりがち。その点も他の科の医師と違うところです。

そして、なにより大きな違いとして、病理医は解剖を行う医師であることです。人の命を救うこと、苦痛を取り除くことに特化しているはずの病院という存在の中で、直接は命を救うことも苦痛を取り除くこともできない病理解剖。未来を見ている病院で、唯一過去を見続ける空間といえます。

実際、医学部のある同期から「俺たちは生きた患者さんを扱ってるんだ！　オマエら病理医とは違うんだ！」と力説されたことがあります。

しかし、病理医だって亡くなった患者さんのことばかり考えているわけではなく、仕事の大半は存命の患者さんの標本を診断しているわけです。「そんなこと言われましても」と思うしかありません。

とはいえ、「亡くなった患者さん」を診る仕事が多いのが病理医の大きな特徴であることは事実。しかもそれは、診療報酬という意味ではなんらプラスになりません。病院の売り上げにも貢献しないわけですから、医療現場にうとい経営コンサルタントなどからしたら「解剖いらなくね?」となるわけです。

しかし、さすがにそれはひどい話だろうと、日本病理学会はなんとか診療報酬上に解剖を位置づけようと要望を出し続けていますが、なかなか実現しないというのが実状です。

いずれにせよ、「過去を振り返ることに特化した仕事をする」という点は、病理医と他の科の医師との決定的な違いといえるでしょう。そして、その違いは私たち病理医の考え方に影響を及ぼし、そこに特異性を生んでいると思っています。

では「特異な病理医の考え方」とは何なのか。あくまで私個人の考え方ではありますが、ここで思うままに綴ってみたいと思います。

遺体を提供してくださった方の気持ちは果てしなく重い

先述した通り、病理医と他の科との最大の違いの1つは「解剖するか、しないか」です。解剖は、患者さんの健康の向上に直接的には貢献しない行為ですし、時間軸で考えても、未来を向いている「治療」とは逆方向です。「解剖」は医療という世界の中でも非常に特殊な作業です。

前しか見ない集団の中に、後ろを見る人間がいるということは、組織の活性化のためには必要だと思うのです。流れ去る時間の中で、ゆっくりとものを考える人間だからこそ気づくこと、見えるものがあります。

私自身も病理解剖から様々な影響を受けてきました。一番大きいのは死生観です。生前にどんなにお金持ちだったとしても、逆に貧乏でも、亡くなったら誰もが遺体になります。お金も権威も消滅します。名誉も不名誉もあの世に持っていくことはできません。そうしたご遺体を解剖させていただく中で、この世の地位や名声に、あるときから冷めた目を持つようになったのです。

遺体とはその人の最期です。人生の末期を私たちに提供してくださったご本人、ご遺族の気持ちは果てしなく重いものです。その想いを受けて私たちは解剖を行います。身体に傷が刻まれていたとしたら、その傷は生きた証。とても尊いものです。

与えられた人生という場所で、その人なりに苦闘してきたという事実こそがなにより大切なのです。そういった生きる尊さを、私は医療現場で解剖という行為の繰り返しから学んだのです。

過去を見て未来の患者さんを救う

内科医なら病んだ患者さんを治すこともできますが、病理医が亡くなっているご遺体を生き返らせることは絶対にできません。

それでも解剖を続けるのは、未来の患者さんを救うためです。私たち病理医が行う解剖の一例一例が、臨床医の医療の質を向上させ、遺族の疑問に答え、公衆衛生にも貢献するわけです。

これは私たち人間社会の本質ではないかと思うのです。自分が生きているということは、過去の人たちがこの社会をつくってきたからです。

そして、今私たちがしていることが、後世の人たちの社会をつくるのです。これを連綿と繰り返してきたのが人間社会です。

自分の生命の長さを超えたつながりの感覚こそが、私たち人類と他の生き物たちとの違いであると思ったりもするのです。

自分が死んでも子供を助ける親。社会のために危険に飛び込む職業の人たち。いずれも自分が死んだ後のことを考えるからできることです。

解剖という行為自体が、まさに死んだ後の「種の永続性」を象徴する行為ではないかと、大げさといわれるかもしれませんが、私は思っているのです。命という大きな流れを受け渡す小さな役割、それが病理医に与えられた使命だと思うのです。

だからこそ、どうせ死んだら無になってしまうのだから、どんな悪事だって働いていい、という虚無的な考えに陥ったりしてはいけません。悪事とは自分一代で資源を消費し尽くしてしまうことに他ならないからです。

大学の常勤職をあっさり捨て去り、安定した公務員を辞めて不安定なフリーランスに飛び込むことができたのも、地位や名誉にこだわるのには意味がないという、病理解剖から学んだことが影響を与えているに違いありません。

「どんな仕事に就いても全力を尽くす」と心の底から思えているのも、病理解剖から学んだことが生かされていると自分では思っています。

病理医は「キャッチャー」

病理医という存在の意義について、ずっと考え続けている自分がいます。先述した通り、市立病院の業績評価で低い評価を付けられたときにも強く思いました。

病理医は自分で「標本」の数をコントロールすることはできませんし、「売り上げを上げろ」「患者を集めろ」と言われても、病理医の立場で直接的にできることはありません。

あくまで、患者さんを担当する臨床医が、患者さんから取った検体を病理検査室に提出してくれて、そこにいる臨床検査技師さんたちが標本を作製してくれます。病理医が

「何か」をできるのはそこからです。

検体の数も、どの部位から出てくるかも、私たちはコントロールできません。もちろん、検体からいくつの標本を作成するかは病理医の裁量になりますし、免疫染色や特殊染色など、診断に必要と思えば私たちからオーダーすることもできます。

そういう意味では、厳密な意味で「完全な受け身」というわけではないのですが、どのような検体が出てくるかは受け身にならざるを得ません。つまるところ、病理医は臨床医から投げられた球（検体）を受け止めるキャッチャーみたいなものかもしれません。臨床医が投げたボール（検体）をしっかり受け止め、そのうえで球のキレや球種を判断し、どうすれば病気というバッターを打ち取れるかを考える。そして、次にどの球を投げるかを投手に指示する。キャッチャーがしっかりしていなければ試合に勝てません。

病理医が判断を誤れば、「病気」という敵にホームランを打たれてしまいます。そういう意味で、病理医は「積極的な受け身」ということもできそうです。

状況を変えるには主張が必要

今日も明日も明後日も、投げられた球をしっかりキャッチし、臨床医というピッチャーに投げ返す。病気という相手のバッターを打ち取っても、喝采はピッチャーが受ける。試合に勝っても、ヒーローインタビューは投手やバッターが受ける。キャッチャーは裏方であることが多い。派手さはないし、目立つことは少ない。

けれど「通」はキャッチャーが要であることを知っています。それでいいと思います。とはいえ、心無いチームメイトたちから、「キャッチャー（病理医）なんかいなくても野球（医療行為）できるやろ」なんて言われれば悔しい思いをします。

黙っていては、一般の人に医療の世界をきちんと理解してもらえませんし、場合によっては患者さんが不利益をこうむることさえあります。

だから、嫌がられても、煙たがられても、私はこうして本を書き、記事を書き、機会あるごとにアピールをしているのです。

状況を変えるには主張が必要です。コミュ障で奥ゆかしい（？）といわれる病理医は、実はここが弱かったりするのです。「病理医なんて」と言われながらも、言い返すことなく、職人気質を持ちながら、黙々と自分の仕事をするのが理想だとする病理医が多い中、先述したヤンデル先生や私などは異端といえるでしょう。実際、同業者から〝友軍爆撃〟のような批判を受けることもあります。

悲しいけれど、それが現実。しかし、一歩一歩やれることをやっていきたい。それが今の私の気持ちです。

病理診断にしひがし

ところでその昔、病理医になる修業を積んでいた頃、私の指導医が悔しさを滲ませながら言った言葉があります。

「箱根の山を越すと病理医はいないなんて言われているんだよ」

その指導医が言うには、病理診断のレベルは東日本のほうが高いため、西日本や関西の病理医は馬鹿にされているとのことでした。

西日本出身である指導医はいかにも残念そうでしたが、当時私はそんな違いがあるなんて意識したこともなく、驚いたのを今でもはっきりと覚えています。

それからずいぶんと時間が過ぎましたが、その言葉が正しかったのかは今でもわかりません。

私は横浜生まれで、27歳まで関東から出たことがありません。その後、関西の大学を出て、神戸で病理医研修を始めました。

最初に教わった指導医は関西生まれながら、東京で病理医研修を受けた方でしたから、私自身、かなりややこしい成長過程の持ち主だとはいえそうです。

多様なバックグラウンドを持った方々と仕事をしてきて、病理診断に東西格差や地域格差があると感じたことはありませんでしたが、それでも東西の、あるいは育ってきた環境による「流儀の違い」みたいなものを感じることはありました。ちょっと考察してみます。

流儀で違うプレパラートの動かし方

「流儀の違いその1」は、顕微鏡の扱い方の違いです。小中学校の理科の時間に、顕微鏡を覗いた時のことを思い出してください。ガラス標本（プレパラート）を台（ステージ）の上に置き、粗末な板バネのような留め金でプレパラートを上から押さえつけて固定したと思います。

大学で使う顕微鏡の場合は、上からではなく横から、プレパラートの厚み（側面）を利用して挟み込んで固定します。イメージとしては、外枠で固定する感じ。この固定する部品をクレンメルと呼びます。

このタイプの顕微鏡には、プレパラートをクレンメルごと上下方向、左右方向に移動させる移動ハンドルが備わっていて、ハンドル操作によってプレパラートを動かしながら観察するのが顕微鏡の説明書通りの使い方です。

ところが私が病理診断を最初に習ったのは、「クレンメルを外してしまえ」というものでした。固定するための部品がないのですから、プレパラートはステージ上に置くだけ。移動ハンドルはあっても動くはずのクレンメルがありません。

ハンドルをクリクリしてプレパラートをちまちま動かすのではなく、手で動かしてしまえ、というわけです。確かにそのほうが早く動かせます。

へー、プロはそういうものなんだ、と思ったのですが、のちに周りの病理医を見たら、みなハンドルでプレパラートを動かしていました。

後から聞いた話では、クレンメルを外すのは関東の病理医の流儀ということでした。最初に教わった指導医が関東で教育を受けた人だったので、私にもそう教えてくれたようです。でも関西では少数派だったのです。

診断書の書き方にも流儀あり

「流儀の違いその2」は、診断書の書き方です。どの診療科の医師にとっても、病理診断書は頻繁に見るものです。なので、書き方は統一されているかと思いきや、実は「流儀」によってバラバラです。

病理診断書には大きく診断欄と所見欄があります。まず診断欄についていうと、英語で書くこと、3項目（診断名、採取部位、採取方法）を書くことという点では統一されています。なぜ英語で書くのかは定かでありませんが、英語のほうが日本語より曖昧さがないからではないかと思っています。

流儀によって違うのは3項目の順番。私の場合は教わった通り、①診断名、②採取部位、③採取方法の順に書きますが、①採取方法、②採取部位、③診断名の順に書く流儀もあります。

所見欄についていえば、ほぼまるで統一されていないというのが実情です。この所見欄には、診断に至った経緯などを書くのですが、まず英語で書く流儀と日本語で書く流儀があります。日本語派の私からすれば、英語で書いてちゃんと伝わるのかなと疑問に思ってしまうのですが、では診断欄を英語で書くのはなぜ？　と聞かれると、答えに窮します。ちなみに「診断欄英語派」は、九州に多いといわれています。

それ以外にも、長く書くか短く書くか、日本語派でも「です・ます調」か「だ・である調」かなど、流儀によって全く違うのが所見欄です。

でも結局のところ、病理医の診断が主治医や治療担当医に正確に伝わって、適切な治療に結びつけばなんでもいいのです。ただ、あまりにも書き方が違うと、私のようにあちこちで診断するフリーランスや、検査センターの診断（後述しますが、正しくは「診断」ではなく「参考データ」）のように、病理医と治療担当医のコミュニケーションが十分でない場合には、受け取り方の違いが生じて、齟齬が起きやすい。

そのため、まちまちな流儀を統一すべきという意見もあり、一部では導入されているようです。全ては患者さんに適切な治療受けてもらうため。私も誰が読んでも誤解されない診断を書くことを心がけています。

「ヤメ基礎」が診断の質を下げている

先述のように病理医は不足していますし、病院は病理医をなんとか確保しようと必死です。そんな超売り手市場ですから、市場経済の原則が機能していれば病理医は好条件で雇われそうなものです。ところが現実は違います。自分自身の努力では「売上」を増やすことのできない病理医は「コスト」であり、低く見られがちなのです。

不当なほど低い評価を受けたり、パワハラまがいの暴言を浴びたりしながら日々働いている病理医も少なくありません。

病理医の周辺環境を悪くする一因が「ヤメ基礎」の存在です。「ヤメ基礎」とは、大学でずっと病理学基礎研究をしていた病理医が大学を退職し、一般病院の病理医になることです。今、私が考えました（笑）。長年検事を務めていた人が、検事を退職し、資格を活かして弁護士になるのを「ヤメ検」というようですので、それにちなみました。

大学でずっと病理学の基礎研究をしてきた医師の多くは病理医の専門医を持っていますので、退職後は病理診断を生業にできます。もちろん研究ばかりで病理診断は週1日の非常勤程度しかしたことがないので、年齢はいっていても診断は得意でないことがあります。あまりにひどい場合は「お引き取りいただく」そうですが、とにかく病理医は不足しているので、多くの場合、職にありつけるのです。

やっかいなのは、すでに年金生活に入っているような「ヤメ基礎」です。年金があるので相場より安い金額でも仕事を引き受けますので、病院にとっては願ったり叶ったりです。そんな「ヤメ基礎」が市場に参入するので、病理医の給料の相場は上がりません。私は「ガチ診断系」で生きてきて、フリーの世界に入るという異端の経緯をたどったので、その辺りの事情には疎かったのですが、病理医に不満を持つ臨床医が多いのは、「ヤメ基礎」による質の低い診断のせいもあるのではないかと思います。

なお、2022年に大阪大学を退職された仲野徹さんは、「ご隠居」として病院勤務をせず、悠々自適の生活をおくられているといいます。もともと病理医ではなかったこともありますが、実に潔いなあと思います。かくありたいと思います。

病理診断の質が低下するのは非常に良くないことです。患者さんにとっても良くありません。私がAIを待望するのは、質の向上が期待できるからです。ともかく、私が関与する病理診断では、せめて標準レベルの質は担保したいと思い、日々研鑽に励み、目の前の仕事をしっかりとやっていこうと決めています。

病理医が一人前になるまで

病理医が一人前になるのには時間がかかります。私の場合も5年の修業を積んで病理専門医になるまでは半人前という意識がありました。責任を持って診断を下すには、あらゆる臓器の知識がなければなりません。修業途中の知識では穴だらけで、指導医のチェックがないと大きな見逃しをしてしまう可能性があるのです。

一般の方にもイメージしやすいものにたとえると、車の運転でしょうか。公道に出るにはまず教習所のコースで教官に指導してもらいながら練習と勉強を重ね、仮免許を取らなければならず、公道を一人で運転するには免許証が必要です。免許証が取れても、若葉マークをつけて周囲に理解を請います。やがて様々な道を走行することで、事故にあわないように走る方法を身につけていきます。

それと同じように、たとえ病理専門医になったとしても、まだまだ未熟です。本当の一人前になるには専門医後10年くらいは修業が必要かもしれません。

とはいえ、一旦ある程度のレベルに達すると、しばらくは安定して診断できます。自分で解決できる課題か、他人に任せるべき課題かが仕分けできるようになるからです。

今の私は専門医後12年、ちょうどそんな感じだと思います。

病理医の停滞と成長

しかし、ここからが問題です。

10年くらい修業し、大体診断できるようになったなあと思ったあと、分かれ道がやってきます。もう大丈夫、今までの知識と経験でやっていける！　と、学びをやめてしまう人と、日進月歩の医学情報にキャッチアップし続ける人です。

「一生学び続けるなんて当たり前でしょう」と昔の私は思っていましたが、一人病理医、さらには他の病理医との接触が極端に限られるフリーランス病理医となると、勉強すること自体に困難がつきまといます。

大学などに所属していれば、新刊本の出版情報が黙っていても入ってきます。論文は大学などに所属していなければ、全文を読むことは難しくなります。情報を自ら積極的に取りにいかないと、学べない、成長しない病理医になってしまう危険性が大きいのです。

そして何より怖いのが、「昨日がこうだったから今日も同じでいいや」という怠惰の魔の手が忍び寄ること。私も日々の診断で移動移動の毎日で、結構ヘトヘトになり、惰性状態になりかけています。論文も本も読まない日が続き、危機感を抱いています。

そんな私が気合を入れるのに役立っているのがネット上で病理医の相互支援を行うプラットフォーム『どこでも病理ラボ』です。詳しくは第3章で書きましたが、全国の病理医が集まり、オンラインで症例をディスカッションでき、最新の講義を聞くこともできます。これは本当に素晴らしいことです。私よりはるかに経験年数の若い病理医が、最新情報もキャッチアップして、素晴らしい診断をしています。成長しない病理医になりかけの私にとっては、お尻に火がつく思いです。

病理医は、心身が健康であれば80歳を超えても働けるといわれます。でも80歳まで生きられたとして、いつまで成長できるかが鍵になります。

まさに未知のゾーンですが、成功モデルがいらっしゃいます。その方は80代になっても学会に熱心に参加し、新しい免疫染色にも精通し、適切な免疫染色もできます。非常に謙虚で、かつての教え子に頭を下げ、教えを請うことを厭いません。

本当に刺激を受けます。こんな病理医に私はなりたい。

第2章　フリーランス病理医への道

科学者志望から医師へ

私はフリーランス病理医という、かなり珍しい医者です。そもそも病理医が医者100人に1人もいないほどレアなのに、フリーランスとなるとレア中のレアです。統計はありませんが、どんなに多くても病理医の数十分の1といったところでしょう。

さらに私はもう1つレアな要素を持っています。それは、他の大学を一度出て、学士編入学で医学部に入った過去を持っていることです。

この章では、そんなレア中のレアな医者ができるまでを振り返ります。

私はもともと医者になる気はさらさらありませんでした。天体観測や昆虫が好きないわゆる理科少年であり、高校時代はその名もズバリ理科部というクラブ活動をやっていたほどです。科学雑誌や科学の本が大好きで、科学者になりたいと思っていました。

最初は早稲田大学理工学部応用化学科に入りました。もちろんそのまま研究していけば、科学者になる道は開けていたのですが、東大に落ちた悔しさもあり、在学しながらの受験、いわゆる仮面浪人をしたのです。今から振り返ると、すでに異端の遠回り人生が始まっていたようにも思います。

1年遅れで入った東京大学では科学者への道をまっしぐら。理学部生物学科に進学し、研究者への道をスタートさせました。大学院生になり、研究中心の生活が始まりました。最初は喜び勇んで研究を始めたものの、思っていた以上にうまくいきません。研究は勉強とは違います。自分で考え、自分で問題を解決していかなければなりません。

修士課程までは、周囲のサポートもありそれなりにうまくいったのですが、研究者予備軍を養成する博士課程に進学すると、途端にうまくいかなくなりました。自分で調べ、自分で方法も考え、論文を書き、自分で完結する。これが博士課程での研究です。それでも学生だから、ある程度のサポートはあるのですが、残念ながら私は、研究者としての才能がなかった。自分で全てを考え自分で全てを解き発表する、こうした研究者としての基礎能力がどうも身に付きませんでした。

果たしてこのまま研究者としてやっていけるのか……。そんな深刻な悩みを抱えていた時に、ふと見た雑誌の記事が目に留まりました。それは、大阪大学で、医師免許と博士号を同時に取得することができる新しい学士編入学のコースが誕生すると書いてあったのです。

これだと思いました。研究者になるだけでなく、医師免許が取れます。医学の問題に精通する研究者を養成するという意味で、重要なことです。病気の研究をするとなると、やはり医学を学んでいないとピントがぼやけてしまうからです。

しかし、もう1つメリットがありました。研究の世界は厳しい競争社会です。スポーツや芸術家のように、成功できるのは一握り。その道で食っていくのは非常に厳しいのが現実です。医師免許を持っていたら、少なくとも食うに困るということはないだろうと思いました。

その後神戸大学、千葉大学でも同様のコースが始まるとのニュースがあり、私は学士編入学で医学部に入ろうと決意したのです。1998年秋のことでした。

大きな声では言えませんが、もう研究室に来るな、と研究室を追い出されてしまったのもあり、博士の取得を諦めて医学部受験1本に専念することにしました。話せば長い話なのですが、本書の主旨から外れますので黙っておきます。

さて、科学者志望だった私が、突如として医学部の受験に参入することになりました。

ただ、高卒後に受ける一般の受験とは若干様相が異なります。今も当時も、学士編入学試験の試験日程は大学によってまちまち。つまり、複数の大学を受験することができるということです。一般受験では国公立大学は試験日程が決まっているため、せいぜい2校までしか受験できません。あ、私立大学の医学部は最初から眼中にありませんでした。学費が高すぎて払えないからです。

試験科目も大学によって異なります。大学院の試験のような学力検査を伴うところもあれば、小論文や面接といった独自の方法で学生を選抜するところもあります。だから、バックグラウンドが理工系でなくても、受験できる大学もあるのです。

しかし、試験科目がまちまちということは、勉強のやり方もよくわからず、とらえどころのない試験だということです。現在は河合塾が専門のコースを開設し、受験対策をやっていて、当時とはだいぶ変わっていますが、私が受けたときは予備校などなく、神戸大や千葉大は初めての学士編入学だったので、「過去問」もありません。

国公立大学の医学部学士編入学制度は、1990年代後半になって複数の大学が導入するようになりました。それまでは大阪大学が1975年から続けていただけで、実質

1校しか学士編入学を導入する大学はありませんでした。

なぜ学士編入学を導入する大学が増えたのでしょうか。その背景には文部科学省（当時文部省）の方針の変更があります。医学部で学士編入学を行っても良いとの方針変更により、1997年度に群馬大学と島根医科大学（現島根大学）が3年次編入試験を開始しました。それから2年、神戸大学と千葉大学が加わり、国立大学の学士編入学導入校は1999年の時点で5校になっていました。公立大学はゼロでした。

私はこの5校を全て受験することにしました。受験料は3万円。計15万円の受験料は痛い出費でした。

学士編入学試験の実態

もう20年以上前のことなので参考にはならないと思いますが、学士編入学試験受験について書きます。

受験した5校の中で、研究者養成コースを持つのが大阪大学、神戸大学、千葉大学。

文系でも受験できるとして人気だったのが群馬大学、島根医科大学（現島根大学医学部）です。

書類審査では課題の小論文等が出され、それを書いて提出しました。この時点で千葉大学から門前払いを食らいました。何が悪かったのかはわかりませんが、千葉大学の課題論文では、そのうち機械が発達して、外科医が手術をすることはなくなるだろうと大胆なことを書いたのが原因かな、と思ったりもしています。20年以上経った今、決しておかしなことだと思いませんが、当時としてはちょっと踏み越えたかもしれません。

たくさんの大学があり、合う合わないはありますから、書類審査の結果を気にする必要はありません。残りの4つを頑張ればいい、と気分を入れ替えて試験に臨みました。

二次試験に進んだ4校はいずれも、英語、生物学といった学力試験を課してきました。得意だと思っていた英語で失敗した学校もあり、自信はありませんでしたが、4校全ての二次試験を突破しました。三次試験からは各校の独自性が強く出てきました。泊まり込みの合宿試験、障害者施設での実習試験……。

その中で、神戸大学と大阪大学は研究を発表する試験でした。自信を持って発表したつもりでしたが、阪大は不合格。神戸大は合格。他に群馬大と島根医大も合格し、その中から神戸大を選びました。こうして２０００年４月、私は医学生になりました。神戸大学医学部の学士編入学コースの第１期生として３年次に編入したのです。なお、学費は親戚の援助などでなんとかまかないました。その点は恵まれていたと思います。

波乱の医学生時代

28歳で3年生に入学したので、8浪相当です。神戸大学医学部の学士編入学コースは、基礎医学者養成コースであり、卒業までに研究室に所属し、論文を1本以上書くことが必須でした。その代わり医師免許と論文博士号が取得可能とされていました。医学の勉強と研究を両立しながら4年間を過ごすという大変なカリキュラムでした。

今はもう3年次編入はほとんどありません。2年次編入が大半です。医学教育も変わりつつあり、4年間で医学教育を行うのは難しくなっています。当時も無理やり詰め込んだようなカリキュラムで、病理学実習のあと解剖実習をやるなど肉体的にも限界に近く、研究室の床に倒れこんで眠るなんて日もありました。

ここでも順風満帆にはいきませんでした。2001年、学生に奨学金を貸し付ける事業を行っていた日本育英会が日本学生支援機構に再編されることになり、この際に初等、中等教育の教員や大学教員になった場合、奨学金の返還が免除される仕組みが廃止されたのです。私はこれではいけないと思い、新聞や雑誌に投書を行いました。私の投書は朝日新聞とともにイギリスの科学雑誌『Nature』に掲載されました。新聞でも報道されるなど、それなりの反響があったのを覚えています。

ところが黙って『Nature』に投書したことで、当時所属していた研究室の指導教員の怒りを買ってしまい、研究室を追い出されました。『Nature』に載ったからと所属を失う人はそうそういないと思いますが……。幸い別の研究室に拾ってもらいましたが、ゼロからの研究リスタートは苦しかったですね。研究室の方々に大きな負担をかけながら、国家試験の2カ月半前まで実験を行い、なんとか論文が受理されました。薄氷を踏む思いで国家試験を受験。ギリギリの点数で合格しました。子どもが生まれていたこともあり、先の見えない基礎医学研究者になることはきっぱり諦めました。

研修医から病理専門医取得まで

私が医師になった2004年は、初期臨床研修制度の改革が行われ、研修義務化となった初年度でもありました。そんな中、私は研修医になりました。忙しい救急病院で1年を過ごし、2005年から神戸大学病院へ。大学病院のたすき掛けプログラムで、1年間は一般市中病院で研修できるというものだったのです。

初期研修の自由選択期間で病院病理部を選び、病理診断の魅力にはまり、病理医になることを決断しました。はまったのは大学院時代に顕微鏡で標本を見る研究をしていたことも理由でした。

2006年4月からは、神戸大学病院病理部（当時）の病理専攻医となりました。専門医を取得するためのトレーニングをするという身分で、朝から晩までどっぷり病理医になるための修業を行いました。

2009年8月からは、兵庫県の端の赤穂市民病院でたった一人の病理医になりました。まだ専門医を取得しておらず、不安ではありましたが、週1で大学病院に勉強に行って良いとのことだったので、わからない症例は金曜日に聞くという方針でなんとか頑張りました。

２０１０年に一人病理医で臨んだ専門医試験は、わずか2点足りずに落ちるという悔しい結果に。もう1年修業を積んで、２０１１年7月末、専門医試験に臨み、ようやく合格しました。

大学病院へ、そして……

専門医試験の翌日、8月1日からは近畿大学病理学教室に移籍しました。一人病理医では限界がある、「他人の釜の飯」を食わないと一人前になれないと思ったからです。

その後大学病院で病理診断を行いながら、本を執筆するなど、病理医以外の仕事もしていました。テレビに出たこともあります。研究者のキャリア問題など、科学技術政策や研究不正の問題が私のフィールドです。しかし、メディアに出ることはあくまで副業であり、大学教員の本は研究、診療、教育です。やはり本業は病理医。本業の大学附属病院での病理診断を中心に、忙しく働いていました。

そんな中、最大の転機がやってきます。2018年、同世代の研究者の自殺報道が相次ぎました。その中でも、九州大学で起こった焼身自殺事件は、私にとっても大きな衝撃でした。憲法学を学ぶ研究者が大学でポジションを得られず、九州大学の校舎移転直前に、所属していた研究室と共に自分の体まで焼いてしまうという衝撃的な事件。

その時私は深く反省しました。病理診断が主体の教員とはいえ、大学の教員という安定したポジションにいながら研究者のキャリア問題の拡充を訴える……。安全な場所にいて、評論家のように社会問題を論じるなんて欺瞞ではないか、自分が大学の地位にとどまっていても良いのだろうか、自問自答しました。また、日々病理診断が主体で、得意とする臓器はありませんでした。どうも病理診断が面白すぎて、1つに絞りきれなかったのです。そんな病理医が、大学教員に居座っていいのか、とも思いました。

在野へ、そしてフリーランスへ

そこで大学はやめようと決断しました。そして病理医として働くことは諦めないにしても、科学ジャーナリストとしての道をより深く追求したほうが良いのではないか。1つのことを突き詰められない飽きっぽさも、ジェネラリストとして、ジャーナリストとして、活動家として生きるには逆に有利に働くのではないか。こうした思いが強くなり、まずは一般病院の1人病理医として働くことを決めました。

しかし、一般病院の一人病理医といえども、安定した職であることに違いないですし、いろいろな思いが湧き上がり、2020年4月から、所属を持たないフリーランス病理医になったのです。

2020年4月、新型コロナウイルス感染症の拡大と重なった「独立」。時期を間違えてしまったかもしれないと後悔もチラッとしましたが、、もう戻れません。日々ハプニングにも見舞われながらも、なんとかやっている最中です。

フリーランスのメリット、デメリット

こうして私は非常にレアな存在であるフリーランス病理医になりました。私自身は、フリーランス病理医は社会から必要とされる存在として将来性があると思っています。後進の方がいるかどうかはわかりませんが、参考になればという思いから、フリーランス病理医になることの意味や方法について書いていこうと思います。

まず病理医がフリーランスになるメリットといえば、上司や同僚部下など煩わしい人間関係とおさらばできること。人の悩みのかなりの割合が、人間関係に起因するといいますから、組織に属さない生き方は、その悩みからの解放でもあります。

もう一つメリットだと思うのが、記事を書いたりすることなどを自由にできるということです。組織に所属していると事前に許可を得る必要がありますが、フリーランスでは不要です。

しかし、メリットがあればデメリットもあります。それは、非常に不安定な立場だということ。特に心配なのは、病気や怪我で働けなくなることです。仕事ができなくなれ

ば、その瞬間、収入が絶たれてしまいます。新型コロナウイルスの感染拡大が続いていた頃、もし自分が感染してしまえば、仕事ができず、収入がゼロになるのではないかと不安に思いました。実際、濃厚接触者になって仕事を休んだこともありました。

フリーランスは組織に所属しているときに比べて、社会的信用が低下します。借金をすることが難しくなりますし、クレジットカードの新規作成も難しくなる可能性があります。前の職場を退職する前にあらかじめ準備しておく必要があります。

個人事業主でいくか法人にするか

さて、フリーランスになる決意が固まったら、個人事業主でいくか、法人（会社）を立ち上げるかを決めることになります。選択のポイントは数々ありますが、事業による利益が少ないうちは個人事業主のほうが支払う費用や税金が少なくてでき、利益が多くなれば法人化したほうが有利です。例えば、個人事業主の開業に費用は不要ですが、法人の設立には株式会社で20万円、合同会社で7万円の費用がかかります。一般的には、法人のほうが社会的信用度は高いといえます。個人事業主で開業して、法人化する（法人成り）こともできます。それが一般的かもしれません。

個人事業主になるには、管轄の税務署に開業届を出す必要があります。というか、開業手続きはそれだけです。開業届を出した個人事業主は、毎年（1月から12月まで）会計を集計し、事業で出た売上から経費を差し引いた利益に応じて所得税などの税金を支払う必要があります。あくまでも個人による事業ですので、給料という概念はなく、基本的に事業で得た利益が個人の取り分です。

ちなみに法人の場合は、決算日を決めてその前の1年間を会計年度として利益を計算し、税金を支払うことになります。個人としての収入は、法人からの給与、賞与、役員報酬、配当といった形で受け取ることになります。

さて、個人事業主の開業手続きは、行政書士、税理士や公認会計士などに相談・委託することもできますが、最近ではインターネット上のサービスを利用することもできます。私はfreee社のサービスを利用しました。必要事項を入力するだけで、開業届の届出まで行ってくれて非常に簡単でした。

入力の際にちょっと悩んだのは屋号をどうするかでした。屋号とは、お店の名前やブランドのようなもので、つけてもつけなくてもかまいません。病院勤務の非常勤医だけでやっていくならば屋号は必要ありませんが、せっかくなので素敵な屋号をつけるのもいいでしょう。ちなみに私は、エノキパソロジーラボという屋号をつけました。

会計処理をどうするか？

問題は会計です。個人事業主は毎年の利益を確定させ、確定申告を行わなければなりません。特に青色申告と呼ばれる、税制上の優遇がある申告を選択するには、複式簿記を理解した上で、会計帳簿を作成する義務があります。

複式簿記は人類最大の発明と呼ばれるように、とても重要なものですが、知識がない人にとっては、とっつきにくく理解しにくいのも事実です。税理士や会計士に委託するのも1つの方法です。

自力でやるのであれば会計ソフトを使うのが一般的です。これまではPC用のパッケージソフトが一般的でしたが、現在ではスマートフォンだけで解決するオンラインソフト（WEBアプリ）のサービスもあります。クレジットカード会社などと連携し、支払い情報を取り込むこともできるようになっています。会計システムは多くの会社からリリースされているので、特長を調べて選ぶといいでしょう。

法律で求められる複式簿記による帳簿は、こうしたソフトによって自動的に作成されるため、会計についての専門的な知識を身に付けなくてもなんとかなります。さらに、こうした会計ソフトでは、確定申告までオンラインでできるものもあります。

私は、開業届の作成に使ったfreeeの会計ソフトを使って確定申告までやりました。

会社設立への道

さて、私は個人事業主とともに法人（会社）を設立することにしました。会社には株式会社と合同会社があり、ちょっと迷いました。他にも合名会社、合資会社といった会社もあるのですが、それらはあまり一般的ではないのでここではお話ししません。

フリーランス病理医は主に株式会社をつくっている人が多い印象でした。株式会社はその名の通り、株を発行し株を売買することができる会社です。会社の代表的な形態ではあるのですが、1人で立ち上げるとなるとちょっとハードルが高いのも事実です。

そこで私は合同会社を選びました。合同会社は知ってる人が少ないかもしれません。しかし、先にも触れたように設立に株式会社ほどのお金がかからないことが利点です。また、株主総会も開催する必要はありません。

合同会社は非常に簡単に設立できるのですが、デメリットもあります。まず、知名度がないこと。「合同会社の代表です」といったところで、「なんですかそれは」と言われるのがオチだったりします（笑）。株主総会がないのはメリットですが、会計資料の公開義務もないため、法人のメリットであるはずの社会的信用が、さほど高くないというのもあります。

しかし近年、合同会社に勢いがあります。例えばGoogle、西友といった有名な大手企業が合同会社を選んだことが話題になりました。たった1人で会社をつくり、経営するには、株式会社のような複雑な仕組みや、無駄な出費は必要ないでしょう。もちろん株式会社を選べば、代表取締役社長等と名乗ることができて、かっこいいですが、かっこよさや体面を気にしないのであれば、合同会社で十分です。

こうして私は、合同会社をつくることにしましたが、法人の開設手続きはなかなかハードルが高そうでした。そこでまたオンラインの様々なサービスを利用しました。

私は、個人事業主開業で使ったfreeeと比較する意味も込めてマネーフォワードを使うことにしました。マネーフォワード会社設立では、指示に従って書類や手続きを進めることができました。

こうして2020年4月3日、私はサイエンス・サポート・エージェンシー合同会社を設立するに至りました。合同会社のほうでは、検査センター（病理医がいない病院から病理診断を請け負う会社）の仕事を業務委託契約で行うことにしました。このほか専門学校の講師の仕事や文章執筆の一部も会社の仕事としました。そして執筆活動の一部は会社の売上とすることにしました。

なぜ個人事業主と会社と分けたかというと、先に述べたように、病理診断以外の仕事もやってみたいという思いからです。それも個人事業主でできるではないか、と言われるのは全くごもっともです。実は病院の非常勤の仕事は給与所得になるため個人事業の売上に計上できず、個人事業主のほうでは、税制上の優遇を受けられていません。個人事業主を開業した意味はいまのところほとんどありません。会社ではなく個人事業主に一本化したほうが良かったと後悔したこともありました。

しかし、会社の経費は個人事業主よりはるかに認められるので、節税効果もあります。また将来的には、この会社を博士号取得者など様々な能力を持ちつつなかなか職を得られない人たちの活躍の場にしたいと考えていますので、会社を立ち上げてよかったと思っています。

会社の会計は税理士に

個人事業主と同様、合同会社でも会計は重要です。いや、むしろ会社のほうがきちっと会計をしていかなければならないのです。freeeやマネーフォワードなどは、後に会計ソフトと契約することで顧客拡大を狙っているようです。多少割引もあるので、開業した直後に直ちにそうしたオンライン会計サービスと契約するのもいいでしょう。

私は税理士と契約を結ぶことにしました。税理士といっても全くの他人ではなく、母の弟である叔父にお願いしています。たまたま叔父が、脱サラ後税理士をしていたのです。会社は社長のものではありません。合同会社も透明性が必要とされます。きちんと会計をし、納税をし、税務調査を受けることもあるのです。会計の知識のないまま会社経営をするのはやはり危険だと判断し、税理士に頼むことにしたのです。

月に1度会計資料を税理士に郵送し、書類を作ってもらっています。その他申告等も税理士に任せているのでだいぶ楽です。もちろん費用はある程度かかりますが、それによって時間と安心を得ることができるのです。

もちろん、自力で会計を行って出費を削ることも悪いことではないと思います。仕組みを理解し、システムを使いこなせば、それほど難しいことはないのかもしれません。

フリーソフトを使うにせよ、税理士に任せるにせよ、やらなければいけないことは日々の会計です。日々のお金のやりとりを管理するという地味な仕事が個人事業主であっても、会社であっても必要なのです。

フリーランスになってよかったことの1つに、組織に所属しているだけではわからなかった社会の仕組みを勉強できたことがあります。税金のこと、社会保障のこと、様々な役所での手続きのこと……。これらがいかに大変なことか。

常勤医と比べてフリーランスは医の収入が多いのはおかしい……病院勤務医から、そんな声を聞くことがあります。確かに名目上はそう見えますが、実際には社会保障や税金など所属の病院がいろいろと負担をし、手続きをしています。安いように見える常勤の給料には隠れた特典が乗っているのです。

そんなことも知らずに大学に所属して「天下国家」を論じていたのが、いかに浅はかだったかと恥ずかしくなりました。

フリーランス医は大忙し

こうして始まったフリーランス生活。やってみたら思った以上に大変でした。

最初は勝手がわからず仕事の依頼が舞い込むたびに、目一杯詰め込みました。すると、病院や施設に1日2カ所行くのは当たり前。1日に7時間移動することもありました。病院によって顕微鏡も、入力システムも、標本を置く向きなども異なっているので、頭を切り替えるのが大変でした。

もう1つ、フリーランスになって始めたのが、検査センター、いわゆる衛生検査所での仕事です。衛生検査所は、開業医や病理がいない病院などから検体を集めて標本作成し、それを日本各地の様々な病理へと配って診断をしてもらい、顧客にその診断を返すことをなりわいとしています。

実はこの衛生検査所での病理診断は、日本病理学会という病理医の団体から目の敵にされています。なぜなら、衛生検査所は、比較的安い金額で標本の診断、標本作成などを請け負うのです。いわば商売敵といっても過言ではありません。

これは私が病院に勤務していた時に感じたことですが、病理が待遇の改善を訴えても、衛生検査所に出せばもっとコストが安くなるのを考えれば、病理医の待遇を上げるという話にはならないのです。直接聞いたわけではありませんが、ある病院の幹部が、そんなにうるさく待遇改善をいうなら全部外注にしてやる、と捨て台詞を言ったという話を聞きます。この安売りをする商売敵が、病理医の障害になっているのです。

だから日本病理学会は、病理診断は医療施設で行わなければならないようにすべきであると主張しています。衛生検査所での病理診断は、医学部の病理学教室といった基礎研究室などでも行われていますが、大学は厳密にいえば教育機関であって医療施設ではないのです。

このように、目の敵にされる衛生検査所ですが、現実問題としては「必要悪」として受けいれられています。病理医のいる病院でしか病理診断ができなくなれば、開業医や病理医がいない病院での病理診断は困ってしまうからです。将来的には、地域の中に病理診断を行う拠点ができ、そこに病理診断を集約させるという方法もあるとは思います し、第1章で触れた病理医が開業した診療所が衛生検査所の受け皿になる可能性もあります。後述する遠隔病理診断の発展は、地域を越えた病理診断網の発展を予感させるものです。とはいえ、今は衛生検査所が必要だと思われます。

というわけで、私もある衛生検査所と契約し、在宅あるいは検査所に出向いて病理を行っています（あ！　衛生検査所で行う「診断」は、あくまで参考データでしかなく、診断ではないので「病理診断」と言ってはいけないんですよね)。

損得勘定

さて、フリーランスになり、その直前に勤めていた公立病院での給料と比較して、どれほど増えたでしょうか。

細かいことはいいませんが、かなり増えました。会社の収入と個人の収入は分けており、会社からも給料(役員報酬)をもらっていることになっています。会社からの給料は少なくしており、個人事業主としての収入は勤務医の時ほど増えていませんが、合わせればまあまあです。

収入源が複数になったことも大きいと思います。1つの収入源がダメになったとしても、他の収入源があることで生き残ることができます。実際急に仕事がなくなったことがありますが、ほかの収入でなんとか乗り切れました。

新型コロナウイルス感染症の広がりで、実は病理業界も大きなダメージを受けました。

病理診断自体は新型コロナウイルスに対応しているわけではありませんが、新型コロナウイルスを優先したために、通常医療が減ってしまい、病理医の需要が減りました。知り合いの病理医も、大学などに勤務して、アルバイトとして他の医療機関に勤めている人が多いですが、もう来なくて良いと言われてしまったそうです。フリーランスの場合、1つの収入源に依存していると、その収入源が絶たれた時に生命の危機に直結する可能性すらあるのです。

収入の多元化は重要ですが、先に述べたように移動時間が長くなってしまうこともあります。電車に乗っている時間が数時間に及ぶと体にこたえます。体力がないとこの仕事は続けられないなぁとは思います。

前にも述べたように、病気になってしまえば収入が途絶えるという不安定さがフリーランスの欠点です。失業保険も休業補償もありません。フリーランスの不安定さは、国も問題視しているようですが、労災時の補償などは急務だと思います。

非常勤主体の働き方をしている医師を対象として休業補償を行う保険会社などもあるので、それを利用するのも1つの方法だと思います。

しかし、そうした不安定さがあったとしても、自由を得られることには魅力があります。パワハラ等による精神的苦痛は近年社会問題となっています。医療業界もパワハラが発生しやすい場所だといわれています。上意下達、徒弟制は未だに改まっていない状況です。たとえば教授に逆らったら、職場を追い出されるなどということも日常茶飯事です。

もう1つ、ネットや様々なメディアで自分の意見を言うと、炎上の危険性があることです。私自身に暴言をいわれるのは、まあそれは仕方ないとは思っているのですが、時々、所属している職場に、私を処分しろといった苦情が来ることがあるのです。それは厄介でした。たとえばSTAP細胞事件の時、私はテレビなどに出演しまくっていたのですが、大学には私を処分しろという声が届いていたそうです。所属していた近畿大学は私を守り、そうした声を跳ね飛ばしてくれました。それには心より感謝します。

後述しますが、政府に苦情を通報されたこともあります。私が学生だった時代、文部科学省、科学技術庁（当時）などに、榎木という人間はけしからん輩だから処分しなさいという匿名の苦情が来たそうです。それによって、活動の一部を中止させられたこともあります。こうした所属機関への攻撃というのは、自分への攻撃よりも厄介です。ネットで中傷される程度なら、対処法はいくらでもあるのですが……。

フリーランスになったことで、当たり前ですが組織への苦情はすっかりなくなりました。もちろん自分の発言には自分で責任を取らなければなりません。守ってくれる組織もありませんが、組織に切り捨てられることもありません。私はとても気分が楽になりました。

飼い犬はつながれてはいますが、餌をもらえるので飢えることはありません。野良犬は常に餓えていますが、自由があります。まさに私は野良犬になったのです。野良犬になり、働き続けなければ食うこともできない厳しい状況の一方で、組織の呪縛から逃れた清々しさ。これは組織人にはわからない心持ちだと思います。

フリーランスのなり時

さて、変わり種のフリーランス病理医ですが、どのタイミングでなるのが良いのでしょうか。さすがに初心者、つまり医学部卒業と同時にフリーランスになるのは不可能です。まず2年間の研修、そして病理診断の研修を数年続けなければなりません。

では専門医を取った時はどうでしょうか。第1章で述べた通り、専門医は病理にとっては1つの目標であり通過点であります。でも組織を離れるにはまだ早いでしょう。専門医はあくまで独り立ちできますよという運転免許のようなものであり、初心者マークがようやく外れたような感じです。まだまだ学ばねばならないことだらけです。

専門医を取得し5年経つと専門医の更新の時期が来ます。この頃はどうでしょうか。専門医を1回更新する時期は、病理医になって10年ほど。名実ともに、独り立ちをしたといえる時期ではあります。この頃が1つのチャンスでしょう。私の場合は専門医を一度更新し数年経った時にフリーランスになりました。時期的にはちょうど良かったと思っています。あらゆる経験をし、どんなに難しい診断が来ても、しかるべき誰かに聞けば良いと、自分の限界を知りつくした時期でもあります。

一番危ないのは、自分の実力を知らない人です。これ以上は自分の手には負えないという限界線がわからず、症例を抱え込んでしまうような人は危ないのです。わからないことは聞く、できることはやる。この区別ができた時がフリーランスのなり時です。人によってその時期は若干異なりますが、病理医になって10年というのが1つの目安というのが私の実感です。

フリーランス病理医と新型コロナウイルス

フリーランス病理医になって3年。山あり谷ありの日々でしたが、あらためて新型コロナウイルスが病理診断に与えた影響について書いてみたいと思います。

２０２０年前半の感染拡大の初期は、病理診断数の減少という形で影響が出ました。ステイホームの影響で受診控えが起こり、それにより診断数が減少したのです。また、病理解剖も感染の危険があるということで基本的にやらなくて良いということになり、解剖数が減りました。日本病理学会の調査では、病理解剖数は２０１９年の1万19件から２０２０年には７７１７件まで激減したことが明らかになっています。

臨床現場の最前線が逼迫する中、解剖に使う防護服も治療の前線に持ち出されて、病理医は一部の病院以外はかなり仕事が少なくなりました。

当初の混乱、暗中模索の期間をすぎて少し落ち着き、あるいは対処の仕方がわかってくると、病理医の雇い止めが起きました。一部の病院では、非常勤の病理医2～3名で回していたところ、標本数の減少により1名削減となったところがありました。私もちょっと心配しましたが、次第に標本数が回復し、なんとか雇い止めは回避できました。

この頃はようやくPCR検査が気楽にできるようになり、解剖前に検査陰性だったらOKということもあり、解剖数も回復していきました。しかし、以前ほどには戻らなかったようにも思います。

2021年後半から2022年はじめの頃になると、学会や研究会のオンライン開催が当たり前になり、逆にわざわざ出かけなくて単位が取れるなら好都合ということになりました。これは交代要員がいなくてなかなか学会に出席できなかった一人病理医にとっては福音でした。新型コロナウイルスの感染拡大が皮肉にもオンライン化を後押しし、一人病理医を助けたといえます。今や現地開催はしてもオンラインも同時にやるハイブリッド学会以外は嫌だなあとさえ思っています。

また、ワクチンができたこともあり、社会的な活動もかなり戻っていきました。病理診断数も通常に戻った感じがありました。とはいえ、感染拡大の波は何度もやってきて、蔓延防止措置も発動されていました。フリーランスの身としては、かかったらやばいなあと思いつつ、感染にかなり注意して働いていました。新型コロナ対策に四苦八苦する臨床の先生たちを横目に、心苦しいと思いつつも、日々の仕事をこなし続けました。

２０２２年、オミクロン株が感染の中心になると、比較的弱毒したといわれ、社会機能はだいぶ戻ってきました。２０２２年春の日本病理学会総会は神戸で開かれたこともあり、久々に現地で参加しました。このほか、対面での交流が少しずつ増えていきました。

新型コロナによる影響は解剖に出ました。日本病理学会の専門医の取得に必要な解剖数が減ったのです。２０２０年、21年は臨時で20体が要件でしたが、日常に戻りつつある２０２２年でも24体までしか戻しませんでした。私が専門医になった頃は50体必要だったので半減です。

病理標本数は回復してきたものの完全ではないようで、新たに始めた検査センターの仕事は、依頼標本数減少の影響を受け、件数はずっと少なめだといいます。

いくつかの感染拡大の波を経験して、ある傾向が見えてきました。感染拡大している時期は受診控えのため標本数が減少します。感染拡大の波の合間の時期は、受診控えが解消され、逆にどっと標本が出ます。忙しさが感染者数の波に反比例していました。

感染者が激増した2022年には予想外のことも起こりました。濃厚接触者になった病理医の代行の仕事が入り、標本数が増えてかなりヘロヘロな状態にまでなったのです。非常勤で勤務する病院や、知人の病院などでも次々と医療者が感染、もしくは濃厚接触者になりました。

このように私のフリーランス生活は、新型コロナウイルスに左右されたともいえます。この本が出る頃には、新型コロナウイルスの扱いが感染症法上の5類になっていると思います。果たしてどのような影響があるのでしょうか。

さて、次章では、近未来の病理診断について考えてみたいと思います。

第3章　病理医の今と未来の病理医

病理医にとってもＡＩはゲームチェンジャー

　ＡＩ（人工知能）の進歩はすさまじいスピードです。本書執筆中にもChatGPTが登場しました。Stable diffusionなどの生成ＡＩも日常的に使っています。対話型ＡＩがあっという間に日常に溶け込んでいきました。状況は急速に変わっています。私も使っていますが、まだまだだなという面はあるものの、仕事になくてはならない存在になるのは時間の問題です。

　こうした中、病理診断はどうなっていくのでしょう。正直未来のことなど予想できません。けれど、病理医の働き方が大きく変わることだけは確実です。本章では、２０２３年現在での考えをまとめてみたいと思います。こんなことを書いていたのか、と笑われるか、へえ、いいことといっていたね、と褒められるかわかりませんが、記録として残しておきます。

　病理医が抱える課題を解決する「ゲームチェンジャー」として期待されるのがＡＩです。一般病院でひたすら病理診断をしている場末の病理医でも、ＡＩが病理診断に導入されるという話は、なんとなく耳にします。「仕事が奪われるのではないか」という漠然とした不安を巻き起こしながらも、まだまだ先の話だよね、というのが大方の受け止め方でした。２０１０年代前半、「エーアイ」といえば「ｉ」が小文字のＡｉ（Autopsy Imaging・死亡時画像診断）のことでした。過去の報道を検索しても、２０１５年以前には病理診断と人工知能に関する記事はほとんど出てきません。

しかし、２０１０年代後半になり、人工知能に関する論文の数が加速度的に増えていき、報道でも耳にするようになりました。

２０１６年に行われた、乳がんのリンパ節転移を機械学習で検出するアルゴリズムを競う国際コンペティション、Camelyon16の結果は画期的でした。

公式ＷＥＢサイトによれば、このコンペティションの目的は、「リンパ節切片のヘマトキシリン・エオジン（Ｈ＆Ｅ）染色された全スライド画像における転移の自動検出のための新規および既存のアルゴリズムを評価すること」とあります。

参加チームは病理組織標本をデジタル画像として読み込ませ（全スライドイメージ／whole slide imaging WSI）、その画像データを機械学習させ、アルゴリズムを作成。そして、学習データとは異なる129枚の画像を読み込ませ、そのアルゴリズムに基づき、乳がんのリンパ節転移の有無を判定するのです。

このコンペティションには23のグループから32の応募がありました。日本からは大阪大学のチームが応募しています。2015年11月から1年間にわたり開催されたこのコンペティションの結果は衝撃的でした。

「挑戦的な競争の一環として提出された32のアルゴリズムを評価した横断的な分析において、7つのディープラーニングアルゴリズムは、時間的制約のある診断設定をシミュレートした場合、11人の病理医のパネルよりも大きな識別力を示し、曲線下面積（AUC）は0・994（最良のアルゴリズム）対0・884（最良の病理医）であった」

この11人の病理医とは、平均で16年ほどの病理診断の経験を持っていました。今の私の経験年数とほぼ同じ。つまり、中堅病理医である私より、機械学習アルゴリズムのほうが、乳がんのリンパ節転移を発見してくれるということになります。

これを皮切りに、機械学習のアルゴリズムが病理医を上回るという報告が相次ぐようになっていきます。ヨーロッパの病理診断関係の学会に参加した同僚は、多数の報告に圧倒されると同時に、この流れから遅れているように見える日本に強い危機感を感じたと言っていました。

なお、Camelyon16の翌年行われたCamelyon17では、当時東京医科歯科大学の教授だった石川俊平博士（現東大教授）が、4位に入賞したことも大きな話題となりました。Camelyon17では、乳がんのリンパ節転移の検出のみならず、複数のリンパ節の標本を読み込ませ、ステージの判定までを自動で行うアルゴリズムを競うもので、いよいよ日常診断のレベルにＡＩが導入される日も近いと強く感じさせるものでした。

ホールスライドイメージング（ＷＳＩ）が鍵

Camelyonのようなコンテストが開催されるようになった背景には、病理組織標本をデジタルデータとして取り込む技術の発展があったことも考える必要があります。いわゆる「ホールスライドイメージング（ＷＳＩ）」です。

病理診断が薄い板状のガラスの上に貼り付けた組織に色をつけて顕微鏡で観察すると

いう行為から成り立っているのは今も昔も変わりません。実に100年以上このスタイルでやってきたのです。

ガラス板の組織を顕微鏡で見るだけでは、病理医間の情報共有はできません。もちろん、ガラスの標本を郵送することで、世界各地に標本を届けることは可能です。ただ、時間はかかりますし、ガラス標本の保存には物理的なスペースを必要とします。

標本の写真は貴重な情報源。最初は白黒写真でしたが、次第にカラー写真に置き換えられていきました。ほんの20年前の教科書はまだ白黒写真が多かったのですが、近年ではフルカラーが主体になりました。

こうした中、写真の撮り方にも変化が起きました。デジタルカメラの登場です。印画紙に焼き付けたり、リバーサルフィルムを使ったりしていた写真は、2000年代に入るとデジタルカメラでの撮影に置き換えられました。初期は画質が粗く、実用に堪えない画質でしが、次第に画質は向上。記憶媒体の質、量の向上も貢献しました。

また、大きな技術革新がありました。WSIの登場です。日本ではバーチャルスライド、あるいはバーチャルミクロスコピーシステムと呼ばれています。ガラス標本を高倍

率（200倍や400倍）で隈なく撮影し、複数の写真を統合することで、あたかも一枚の組織標本のように見せる技術です。

ここでWSIの歴史をたどってみましょう。このWSIの技術が最初に登場したのは1990年代とされます。しかし、当時の技術はまだまだ未熟で、実臨床に使われるには遠い状態でした。

2000年代初頭に複数のメーカーにより商品化がなされました。2006年の時点で少なくとも31の製品が販売されていました。こうした中、2006年から厚生労働省が「がん診療連携拠点病院に対する遠隔画像診断支援事業」をはじめ、WSIの導入に補助金（1680万円）を出したことにより、一般病院におけるWSIの普及が一気に進みました。その名の通り、病理組織標本を画像データ化することにより、遠隔地での診断を可能にするという目的でしたが、病理組織標本をデジタルデータとして保存し、教育や参考資料として使う動きが加速したのでした。

私がWSIのスキャナーを初めて見たのもまさにその頃、2008年でした。希少症例や典型症例など、病理医の学習用に大量のデータを取り込んだのを覚えています。多数の標本を自動的に取り込めるので、一晩中作業を行うこともできました。時々うまく画像が取り込めなかったり、ハードディスクがクラッシュし、取り込んだデータが無になってしまったりした際は大いに落胆させられましたが……。

このように、病理画像データのデジタル化が進んだことが、AIの研究と実臨床への実装の基盤となりました。これらのデータは機械学習の教師データとして利用可能だからです。

動き出した日本病理学会

日本政府も「日本再興戦略2016‐第4次産業革命に向けて―」（平成28年6月2日閣議決定）の中で、病理診断におけるAIの普及を明記しました。こうした中、日本病理学会も動き始めました。

日本では病理医が不足しており、「一人病理医」としていわば孤立した状態の中、働く病理医も数多くいました。前述の通り、すぐには誰にも頼れない状態、ダブルチェックができない状態は、非常に心細いものです。ＷＳＩの普及、病理診断におけるＡＩの開発、そして病理医不足……。この３つの流れから、日本病理学会の事業が生まれました。通称「ＪＰ‐ＡＩＤ」です。

その始まりは、日本医療研究開発機構（ＡＭＥＤ）の「臨床研究等ＩＣＴ基盤構築研究事業」の支援を受ける形で行われた「ＡＩ等の利活用を見据えた病理組織デジタル画像（Ｐ‐ＷＳＩ）の収集基盤整備と病理支援システム開発」です。平成28年度から29年度までの2年間行われました。

この事業では、全国各地にある病院から病理組織デジタル画像（Pathology-Whole Slide Imaging:P-WSI）を収集、集約するというもので、集約したデータは国立情報学研究所（ＮＩＩ）の協力のもと、病理診断ツールの開発に役立てられるというものでした。

研究概要には次の通り記されています。

「ＡＩの利活用の一環として、Ｐ‐ＷＳＩのビッグデータを全国の研究参加施設より収集・集約し、これを活用してNational Clinical Database（ＮＣＤ）との共同作業のもと、病理診断精度管理ツール、病理診断支援ツールの開発を行います。同時に、ＮＩＩと連携して、ＡＩ（深層学習）を活用した病理診断ツールの開発を行い、国民のための病理診断にさらにいっそう貢献できる体制づくりを目指します。将来的には、『地域基盤・循環型　病理診断相互支援型モデル』を実現し、地域医療への貢献を見据えた研究も行います」

もちろん2年間では一般病理医の日常診断に実装できるほどの進展は難しいため、技術的および倫理的な課題抽出と基盤整備がその主眼でした。原発性脳腫瘍を用いて研究を行うと同時に、福島県、徳島県で病院間を繋ぐネットワークを構築しました。

10万件以上のP－WSIが収集される

この後続の事業として走り出したのが「病理診断支援のための人工知能（病理診断支援ＡＩ）開発と統合的『ＡＩ医療画像知』の創出」でした。

この事業は２０１８年６月から２０２１年３月まで行われました。より具体的な目標と研究内容が掲げられています。
（参照：https://www.pathology.or.jp/jp-aid/projects.html）

〈最終目標〉
・病理診断支援のためのＡＩ、すなわち「病理診断支援ＡＩ」の開発と実装を行う
・開発された「病理診断支援ＡＩ」が病理診断ネットワーク基盤を介して、全国に病理診断支援を提供できる体制を構築する

〈研究内容〉
ＡＩによるダブルチェックシステムの開発（国立情報学研究所との連携研究）
②病理診断報告書の標準化
診療科間の画像情報統合によるＡＩ医療画像知の創出
匿名加工による研究利用可能なデータベースの整備（National Clinical Database：ＮＣＤとの連携研究）

これらの事業により、10万件以上のP-WSIが収集されました。これらのデータは、まずは生涯学習の症例集として活用されていますが、これに基づき、胃生検の病理診断を補助するAI診断システムが開発されました。

まだ基盤整備の段階にありますが、次第に研究成果が蓄積されつつあり、数年以内には一人病理医の診断補助AIが実装されるものと思われます。

一方、こうした学会主導の動きとは別に、民間企業、ベンチャー企業なども病理診断AIの開発に乗り出しています。

続々誕生、病理AIベンチャー

病理診断のAI化に取り組む企業はすでに多数あり、そのうちの半数近くが北米に拠点を置いています。他、欧州が3割、アジアが2割といったところです。うちいくつかを紹介します。

（1）PathAI

米国、２０１６年創業。共同創設者兼ＣＥＯのAndrew H. Beck氏はブラウン大学医学部卒の元病理医で、創業前はベス・イスラエル・ディーコネス・メディカルセンターの病理学部に所属していました。

まだＦＤＡの承認が下りていないとのことですが、ＡＩの病理診断補助のシステム開発を行っており、着々と様々な成果を発表し続けています。

（2）Paige

米国、２０１７年創業。前立腺や乳腺に強みを持ち、前立腺がんの領域とグレードを認識するシステムと、乳がんが疑わしい領域を感知するシステムを米国外に提供しています。

（3）aiforia

フィンランド、２０１３年創業。免疫組織化学染色によるＰＤ-Ｌ１タンパク質の発現量の検知をはじめ、病変の自動同定などのサービスを提供しています。

（4）Lunit

韓国、2013年創業。がん免疫療法の治療効果の予測や、病変の同定、治療効果の予測などのサービスを提供しています。

（5）Medmain

日本、2018年創業。日本は残念ながら病理診断への展開を視野に入れるAIスタートアップは少ないのですが、そんな中で大きな存在感を示すのがメドメインです。日本国内の病理AIスタートアップの中で最も勢いのある企業でしょう。CEOの飯塚統氏は九州大学医学部在学中からプログラミングを行い、シリコンバレーのコンテストでの優勝歴や九州大学総長賞の受賞歴がある逸材。大学を休学しメドメインを立ち上げました。

「テクノロジーでいつどこでも必要な医療が受けられる世界をつくる」をミッションに掲げるメドメイン。同社が開発した「PidPort」は、病理組織標本のデジタル化による画像の保管、遠隔病理診断、そしてAIによる病理診断のスクリーニングという3つの柱からなるサービスです。

メドメインの提供する病理診断AIに関しては世界展開が先行しています。日本国内での提供は承認が下りておらず、まだ先とのことですが、病理組織標本のデジタル化や遠隔病理診断はすでに稼働していて私も触れたことがあります。非常に扱いやすいシステムで、かつフィードバックが早く、様々な要望にも対応するスピード感には感銘を受けました。

このように、病理診断のＡＩ化領域では多数のスタートアップが誕生し、群雄割拠といった状態です。まだ日常の病理診断への実装は先といった感じですが、おそらくこの数年以内に状況は大きく変わるでしょう。

どこでも病理ラボの衝撃

こうした中、草の根で革新的な取り組みが行われるようになりました。遠隔病理診断システムを利用した病理医向けの交流サービス「PathPortどこでも病理ラボ」（以下「どこでも病理ラボ」）です。自治医科大学病理学講座病理診断部教授の福嶋敬宜氏が一般社団法人を立ち上げ、２０２１年の６月から有料サービスを開始しました。まだＡＩは導入されていませんが、これは将来の大きな布石になると考えられますので、ここで取り上げます。

どこでも病理ラボのトップページには以下のような言葉が書かれています。「PathPortどこでも病理ラボとは、テクノロジーの活用と病理医の相互支援によって、全国どこにいても国際標準の病理診断を実現し、施設を超えた病理医間交流、次世代病理医人材の育成を通して、日本の医療レベルの向上に寄与することを目指すプロジェクトです」

先に遠隔病理診断がホールスライドイメージング（ＷＳＩもしくはバーチャルスライド）によって大きく進んだことに触れました。しかし、基本的にこれまでＷＳＩは都道府県単位もしくは大学の関連病院単位での交流促進のために用いられていました。

こうした従来のやり方でも大きな成果は上がっていましたが、どこでも病理ラボでは出身大学や医療施設を問わず、誰でも参加できることが特徴です。普段１人で診断していると、診断に迷う症例について誰かに意見を聞くことは容易ではありません。もちろん病理標本を他の病理医に輸送し意見を聞くコンサルテーションを行うことはできますが、物理的に標本を作製する必要があるなどややハードルが高いのです。

一方、どこでも病理ラボでは、標本をＷＳＩとしてアップロードし、バーチャルカンファレンスを開催することで様々な施設の病理医と意見交換ができます。また、1つの症例について複数の病理医が意見を交換するというその様子を聞くだけで、「耳学問」として勉強にもなります。これは、私のような普段1人で診断せざるを得ない病理医にとって宝物のような時間であり、福音と言っても過言ではないサービスです。

病理診断はこれまで、あたかも〝一子相伝〟のように人から人へとやり方が伝えられる徒弟制度的な教育システムが主体でした。そのため、出身の大学や、あるいは同じ大学内であっても、グループが違えば診断の書き方や診断の基準などが微妙に異なることがありました。

こうした違いはあくまで誤差範囲内であり、患者さんに害が及ぶことはありませんが、異なるグループが交流する機会は限られていました。どこでも病理ラボでは、様々なバックグラウンドを持った人が参加することにより、それぞれのグループの得意な領域を学ぶことができ、診断能力のレベルアップにつながるというメリットがあります。

このようなサービスが誕生した背景には、メドメインのPidPortがあります。日本の病理診断に関するＡＩに関してトップを走るメドメインについては前に触れましたが、どこでも病理ラボでは、メドメインが開発した遠隔病理診断システムPidPortを利用しているため、全国各地の病理医が標本を見ながら議論ができるのです。

新型コロナウイルス感染症の拡大により、対面の病理カンファレンス開催が困難になっていました。こうした状況も遠隔病理診断を用いた病理医の交流を後押しすることになりました。私もどこでも病理ラボに幹事として参加する機会を得ました。毎週開かれるカンファレンスが、一人で仕事をする病理医にとってどれほど貴重な機会であるかを、身をもって体験している最中です。

いわゆる「一人病理医」が不利になったり、孤立したりしない時代がついにやってきました。未来に一歩踏み出した感じです。そしてこれは、将来の布石でもあります。メドメインが関わっているということは、いずれここにＡＩが導入されることが予想されます。まずは遠隔病理診断とＡＩのハイブリッドな利用から、ＡＩの病理診断への導入が始まるのでしょう。それは決して遠い未来ではありません。

ついに医療機器認可

２０２１年、米国で大きな動きがありました。9月21日、アメリカの食品医薬品局（ＦＤＡ）が、前立腺がんの診断補助を行うＡＩソフトウェア「Paige Prostate」の販売を承認したのです。

開発したのはPaige AI社。前述の病理診断ＡＩの大手です。

Paige AI社のプレスリリースによれば、今回販売認可が下りた「Paige Prostate」は、前立腺生検の病理組織像からがんが疑われる領域を抽出し、それを示すことで病理医をアシストするシステムです。

普段から前立腺がんの病理診断を行う一病理医としては非常にありがたいソフトウェアです。前立腺がんは独特の形態をしていて、正常の組織と見分けがつかない時がありますす。もしこのソフトウェアを使うことができれば、見落としを防ぐことにつながるでしょう。

「Paige Prostate」の実力はなかなかのものです。上記のプレスリリースによると、病理医の前立腺がんの診断における感度を89・5％から96・8％にまで7ポイントもアップさせるといいます。また、偽陰性を70％、偽陽性を24％減らすことができるといいます。これがあれば経験の浅い病理医であったとしても、ベテラン並みの診断を行うことができるでしょう。

このニュースのインパクトが大きい点は、このシステムを医療現場で使って良いということです。こうした成績を残すＡＩは論文やコンテストなどで見ることはありましたが、米国の病理医が実際、日々のルーチンワークで使えるようになったというのは、大きな一歩だといえるでしょう。

同年5月には、イスラエルのIbex社の乳がん診断ＡＩ「Galen Breast」が欧州医療機器規制ＣＥマークを取得していました。

こうした動きは各国でちらほら見られていましたが、ＦＤＡの販売認可は1つのエポックメイキングな出来事といっても過言ではありません。

もちろんこれは始まりに過ぎません。未来予想として書いているうちに、現在進行形の話になったのです。ＡＩ病理診断時代の幕が上がったのです。

ＡＩが病理医を駆逐？

こうした中、「ＡＩが仕事を奪う」「病理診断なんかＡＩがやれば良い」――。そんな声が医師や医学生の間に少しずつ広まっています。

もちろん、病理診断そのものが今すぐなくなるような劇的な変化が病理診断の現場にもたらされることはないと思います。少なくとも今キャリアの後半を迎えている私のような年代の病理医にとっては、病理診断ＡＩは業務の質を高めることにつながるので、歓迎すべきことでしょう。

しかし、キャリアが始まったばかりの研修医やまだ医師免許も持っていない医学生など若い人たちにとっては深刻な問題です。10代の学生がキャリアを終えるのは50年ほど先。今から病理医になったとしても、必死になって習得した技術や知識が無駄になってしまうのではないかと恐れるのはもっともです。

ツイッターなどのソーシャルメディア上でも、医学生が病理診断を仕事にするのはリスクが高すぎるといったつぶやきを目にすることはしばしばあります。こうした不安に応えようと、２０２１年8月、日本病理学会が以下のような声明を発表しました。この声明では、ＡＩが病理診断に与える影響を以下のように述べています。

病理医は、臨床医とのコミュニケーションを通じて、患者さんの状態を的確に把握して、臨機応変に免疫染色や遺伝子検査などの指示を出し、その結果をもとに、患者さんの治療法を決定するような詳しい病理診断を行います。人間のからだには、がんのような腫瘍ばかりではなく、非腫瘍を含め多彩な疾患が生じますが、ＡＩがこれらの疾患を全て正確に診断することは到底不可能です。現に米国では、病理診断を担う病理医の頭の中を俯瞰するようなＡＩは未来永劫に作ることはできない、という宣言まで出されています。

（「人工知能ＡＩと病理医について」https://www.pathology.or.jp/ippan/AI-statement.html）

ぜひ全文をお読みいただけたらと思います。

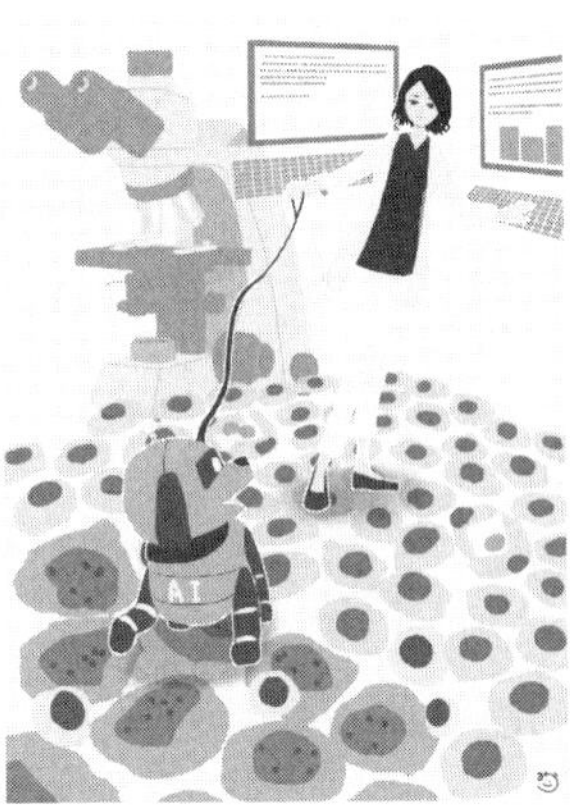

北海道大学医学部4年・佐々木美羽さんによる「病理医とAIの未来図」イラスト（日本病理学会提供）

確かに病理診断がＡＩによって大きく変わっていくのは事実でしょう。しかし、時代とともに全く変わらない仕事などありません。あらゆる仕事がＡＩとの関わりの中で変貌していく中、「仕事がなくなるかも」という不確かな情報でやりたいことを避けてしまうのはもったいないと思います。むしろ積極的に変化の現場に飛び込み、その状況に主体的に乗ってみることも重要なことだと思います。

若い世代にも、ＡＩが病理診断に投入される状況をチャンスと見ている人たちがいます。前述の声明は、上記のイラストとともに掲載されました。

これは、北海道大学医学部4年の佐々木美羽さんが作成したものです。佐々木さんは以下のように言います。

「AI単独では診断を下すことはできません。病理医が仕事の一部でAIを使うことで、より効率よく、精度の高い仕事ができます。この関係は、人と警察犬や救助犬などの関係にとても似ていると考えました。そこで、AIを犬（ロボット犬）に見立てて、病理医が組織の中を歩きながら診断していくというイメージにしようと決めました」

佐々木さんの言葉には「AIが人間に取って代わる」という発想はありません。AIと人間が協働し、患者さんのために働く……。こうした若い世代がいることを嬉しく、心強く思っています。

病理医がAIを使い、仕事をこなしていく未来はすぐそこまで来ています。前述の通り、欧米ではすでにいくつかの企業が認可を得て、現場で使用できる病理診断AIを販売し始めています。まだ限られた製品しかなく、医療機器認可という問題もあり、私のような日本在住の一介の病理医が日常的にAIを使えるようになるまで、もう少し時間はかかると思います。しかしそれは単に早いか遅いかの問題でしかありません。

そういう意味で、今はまさに病理診断ＡＩの夜明け前、辺りがだんだん明るくなってきたといった状況です。まだぼんやりとしか見えていない未来がはっきりと見えてきたら、いったいどのような世界が広がっているのか、私は期待と不安に胸を膨らませています。

「ＡＩ脅威論」から地に足の着いた議論に

最近ＡＩに関する関心の変化を感じるようになりました。以前は「ＡＩ脅威論」が盛んに叫ばれていましたが、この2年ほどで過剰な期待感や恐怖感はだいぶ減ったように思います。その分、地に足を着けた議論が行われるようになってきていると感じています。

私はこの状況にワクワクしています。果たしてどのような未来が待っているのか。私たちの仕事はどのように変わっていくのか。はやく見てみたいと思っています。

私は現在フリーランスの病理医として、使えるものをなんでも使っていかないと生き残れない立場です。一方で、使えるものならなんのこだわりなく使っていくことができる自由を持っているとも言えます。病理診断ＡＩという良き相棒を傍らに、場所も時間も超えて縦横無尽に飛び回る近未来を夢見ています。

近未来において、病理診断がどうなっていくのか……。大胆に予測してみたいと思います。

ここ数年でやってくるのは、遠隔病理診断の本格化だと思います。複数の病院をつないだ遠隔病理診断が一般的になるでしょう。ただそこでネックになるのは、バーチャルスライドを作成するスライドスキャナーです。先に述べたように、２００８年ごろに厚生労働省が補助金で多数の病院にバーチャルスライドスキャナーを導入する事業を行いましたが、それから15年が経ち、一部の機器は老朽化しています。また、その時に導入しなかった病院では、簡単に購入することができません。なぜなら1台数千万円ほどするので、簡単に購入することができないのです。バーチャルスライドによる病理診断の普及にはコスト問題の解決が不可欠です。

コストを乗り越えた先には何があるでしょうか。考えられることの1つは既存の病院のネットワークが進むことです。一人病理医の病院では、ネットワークによって難解症例や、1人では診断できない症例を相談することができるようになります。

ただ、これは過渡期的な状況だと思います。近年急性期病院の集日本の病院は小さな病院がたくさんあるというシステムで、しかもその多くは民間病院です。小さな医療機関に医師が分散しているため、患者さんにとっては近くの病院にすぐ行けるというメリットがあるものの、集約ができていないため高度な医療がなかなか提供できないというデメリットがあります。

小さな病院に人が分散することにより、交代勤務等ができないため、医師は過重労働になります。このため、過労死レベルの働き方を要求されるのです。交代勤務ができないことによって、子育てや家事といった家庭との両立が困難になり、女性を中心とする医師が活躍できないという問題も生じるのです。

早い安いうまい店は牛丼の広告ですが、コスト、アクセス、クオリティの3つのうち2つまでしか両立できないといわれています。これをオレゴンルールというのですが、医療においても当てはまります。

そこで今考えられているのは、急性期病院の集約化です。ある程度の地域を越えて、病院が合併し、人と技術を集めた大きな病院を作る。その中で多くの医者が交代勤務をし、精神的にも肉体的にも健康な状態の中医療を行っていくというものです。

病理診断は急性期病院で行うことになります。複数の病理が集まり、手術材料を診断し、解剖します。複数の病理がいることで、見逃しが少なくなり、高度の症例を扱うこともできます。こうした急性期病院の集約化に伴い、遠隔病理診断と合わせると、広域の地域に1つの巨大病院ができ、地域の病理診断を一手に引き受けるようになることも考えられます。

フリーランス病理医の働き方も変わっていくでしょう。いろいろな病院に自ら出向いて診断するという方法ではなく、画像データを遠隔で病理診断することになるでしょう。まだ実用化はされていませんが、こうした構想は動き出しています。遠隔病理診断により病理組織標本を集約化しデータとして病理医に配ることは多くの人たちが考えているでしょう。すでに一部では実用化されているとも聞きます。

私はこうした動きに胸を躍らせています。現在何時間もかけて複数の病院を回る事の体力は厳しいものがあります。50代の私がいつまでこの生活を続けられるか、正直不安なところがあります。しかし、自宅やあるいは研究所といった拠点で集約化して病理診断を遠隔で行うことができるようになれば、私は大移動することがなくなるでしょう。そうなると体力的にも末永く病理診断を行っていくことができると思います。

ＡＩが完全に自立して病理診断を行うまでの間の、過渡期になるのか、それともこうした状態が続いていくのか……。それはなかなか予想が難しいことではありますが、完全自立型ＡＩが出現するまでの間、あくまで人間が主になるという病理学会の提言に同意します。病理の仕事のやり方は変わっていくでしょう、リンパ節転移といった単純作業には、ＡＩが導入されます。ChatGPTなどの対話型ＡＩは、病理診断の報告書を書いたり、最新の情報をチェックする時間を大幅に短縮してくれるでしょう。

また、前述の通り一人病理医には、ＡＩが良き相棒となってチェックを行ってくれるでしょう。1人の病理医には1人のＡＩがつくという、相棒、バディとして診断をする日が来るのかもしれません。のび太君にとってのドラえもんみたいなものですね。相棒には信頼して悩みを相談し、お互いの仕事を補いあう。「ＡＩバディ」は心強いパートナーであり、私たちの仕事を支えてくれるようになるのではないかと思います。

そしてＡＩが行った診断をチェックし責任を持つのも病理医の役割となるでしょう。アメリカの病理医がこんなことを言っていました。「病理の仕事はなくなりません。ＡＩを使えない病理がＡＩを使える病理に取って変わるだけだ」。

メドメインの社長、飯塚統氏もこんなことをいっていました。飛行機が自動運転になっても手動で飛行機が操縦できるパイロットの仕事がなくならないように、病理医が完全になくなることはないだろうと。

古い仕事のやり方に固執し、時代の流れに乗っていけない病理は滅びます。私たちのような場末のフリーランスは、何も失うことがないのですから、こうした流れには素直に乗れば良いだけです。身軽なフリーランスになって良かったと思います。

過度な楽観も悲観も不必要です。現実を見つめ、働き方を変えていく。組織に縛られないフリーランスは、こうした変化に柔軟に対応することができる仕事の形態だといえるでしょう。

バラ色ばかりではない未来

ただ、バラ色の未来ばかり見てはいけないと思います。危険はあります。まず考えられるのが、サイバーテロ、ハッキングです。

昨年、いくつかの病院がサイバー攻撃に遭い、病院の機能が大きなダメージを受けました。電子カルテやオーダリングシステムはストップし、昔ながらの紙運用に戻った。病院の機能は大幅ダウンしたといいます。あまりに機械に頼りすぎていると、こうしたサイバー攻撃や災害時に何もできなくなってしまいます。

ＡＩのブラックボックス化が大きな問題となっていますが、いつのまにかＡＩがハッキングされ、違った診断が行われたとしても気づかれないなどという事態が起こるかもしれません。要人にこうした攻撃が行われたりしたら、国家的危機にさえ陥る可能性があります。

また、ＡＩはものすごく電力を消費するといいます。ウクライナ危機が露わにしたように、エネルギー危機が起こる可能性は常にあります。災害も含めて、電気が使えない事態に医療がストップしてしまうのは今に始まったことではありませんが、診断や治療の部分まで電気がなければ何もできないということになると、かなり危ういのではないでしょうか。

お金も問題です。先端医療にはお金がかかります。もちろん次第に汎用化などが進み、価格が下がることがあるとは思いますが、医療費が増大すると、お金がある人はいい医療を受けられる、ない人はそれなりということにもなりかねません。全てを保険診療にすれば、国家財政は破綻するかもしれません。

このように、ちょっと考えるだけでも様々な問題が発生しうることが予想できます。問題があるから開発をやめろ、などとは言いません。そんなこと言っても人は便利なものを使っていくでしょう。けれど、イケイケどんどんだけではいけません。倫理問題は決して開発の足枷ではないと思います。私たち人類が将来直面しうる事態に備え、考え、ときに立ちどまることは不可欠なことです。

そして過度な機械依存による危機を避けるためには、やはり人の手が必要だと思います。飛行機は自動運転できますが、問題があれば手動運転に切り替えます。それと同じで、人の主導権は失ってはいけないと思います。

そして、先端医療に期待する我々自身も、どんなに医療が進んでも、自分の人生の主役は自分であるということを忘れてはいけません。

先端医療があるから暴飲暴食不摂生では意味がありません。医療はあくまでマイナスをゼロにするものです。暴飲暴食してもトクホのお茶を飲んでいればリセットできる、なんてことがないように、あくまで医療は人生をサポートするもので、医療が主役になってはいけないと思います。

人間が、あなたや私が主導権を握り続けましょう。人生も、そして医療も。

第4章　フリーランス病理医が語るキャリア論

学歴の「コスパ」

本章では、異色の経歴をたどりフリーランス病理医という「レアキャラ」になった私の視点で、人生について考えてみたいと思います。

私の学校生活の始まりは、東京都調布市の公立小学校への入学でした。2学期から横浜市戸塚区の公立小学校に転校し、さらに2年生からは同南区の公立小学校に転校しました。小学校低学年で3つの学校に通ったことは、私に何らかの影響を与えていると思いますが、まあ、それはここでは触れません。

その後その小学校を卒業し、小学校の隣にあった中学校に進学し、神奈川県立高校に進学しました。教育費はかなり安かったはずです。高校の授業料が数千円という話を聞いたことがあります。

もちろん塾などの教育費がかかっていますが、塾は小学校6年生の1学期だけ行って、いじめられてやめてしまったので、中学卒業までそれだけ。また、小学校の時に公文式にこれまた1学期くらいは通いましたが、やはりやめてしまい、それだけ。

では何で勉強したかというと、当時は個人情報ダダ漏れだったので、進研ゼミのダイレクトメールが来て、そのまま入会してしまったのがまあ、唯一だったと思います。

中学校の途中からはZ会を始めました。また、中3時に教育社のトレーニングペーパーをやりました。『ニュートン』を定期購読していたのですすめられたのだと思います。トレーニングペーパーはかなり役立ちました。あれをみっちりやったおかげでレベルはアップしたと思います。おかげで、公立高校模試という中3冬にやる模試で、1万人くらいのうちたしか6番になりました。人生で1番順位が高かった瞬間です。Z会も進研ゼミもちまちまやっていて、通信添削も出しました。Z会の添削に書いたコメントが機関誌に紹介されて嬉しかったのを覚えています。

高校受験は地元の神奈川県立柏陽高校と、私立の桐蔭学園、そして国立の学芸大附属を受けました。学芸大附属は箸にも棒にも引っ掛かりませんでしたが、桐蔭学園は理数科落ち普通科合格という微妙な結果でした。同じ横浜市内でも桐蔭学園へは片道2時間くらいかかる遠さを避けて柏陽高校に進学しました。

高校からは、当時できたばかりの駿台予備校横浜校「東大コース」にずっと通いました。あまり復習などはしなかったので、ちょっとお金の無駄遣いだったかもしれません。校内テストでは、1回だけですが数学で0点をとったのを覚えています。

そんなこんなで大学受験。現役の時は早稲田大学理工学部応用化学科に合格しましたが、慶應義塾大学理工学部、東京大学理科2類、京都大学工学部工業化学科には落ちました。早稲田で一年過ごした後、翌年受けた東大理科2類に受かり、今に至ります……と、なるはずが、その後研究室追放、医学部学士編入学など、その後10年以上紆余曲折があったのは先述の通りです。

贅沢品学部

私は人生に後悔はさらさらありませんが、もう一度やり直すとしたら、ちょっとだけ考えてしまう選択肢があります。

それは、理学部生物学科に行ったことです。

もちろん、良い経験をさせてもらったとは思っています。生物の多様性を知ることができた臨海実習。発生の不思議の一端を垣間見ることができた修士、博士課程。それは素晴らしい時間でした。ただ、食っていくことにはつながりませんでした。いわば高級な趣味みたいなものです。

お金の余裕があるならこうした経験はやったほうが良いに決まっています。本当に素晴らしい時間ですし、得難い知識を得られます。ただ、大前提のお金の余裕が重要です。

お金がなくてももちろん素晴らしい研究者になった人はいます。私の敬愛する後輩は、予備校講師などのアルバイトをして自活し、研究成果もあげて研究者になりました。そういう例外はもちろんあるけど、だからといって誰でも頑張れば成功できるという業界ではないのは確かです。

成功している研究者を見てみると、家庭環境が最初から違っていたりします。いわゆる「実家が太い」場合も多いし、そうでなくても、親や一族に研究者がいるなんてざらです。文化的な環境が違う。それはお金では買えません。

一族で大学に初めて進学する「ファーストジェネレーション」には困難がつきまといます。私は親が大卒だったし、親戚に研究者がいたから、かなり恵まれていたほうだとは思います。しかし、サラリーマン家庭の人間が『ニュートン』を読んで研究者に憧れ、仮面浪人までして理学部に行ったのは、熱にうなされていたとしかいいようがありません。

もちろん、それが良い方向に転がれば美化された思い出になります。弟は同じような環境で現在は生命科学系の准教授ですから、環境は言い訳にできません。しかし、研究室追放とその後の紆余曲折を考えると、同じ生命科学を目指すのでも、資格が取れる薬学部か農学部獣医学科に行っておいたほうが良かったかもしれません。

本当に潰しの利かない理学部なんてのは「贅沢品」なのだなあと思います。いってしまえば「虚学」。それは文化として素晴らしいし価値もあるけれど、職業に直結しません。

今こうして暮らしていけるのは、「虚学」でダメで「実学」へ転向したからです。20代でやり直せたので、なんとか32歳で医師免許を取って、それ以降は暮らしていけています。

東大の理学部生物学科動物学専攻の初期の卒業生には、名だたる大名の家の人がいます。福岡藩の黒田家出身の黒田長礼氏、黒田長久氏は有名です。このように、生物学を研究した人々のなかに、かなりの数の華族、皇族がいます。

いまは職業科学者の時代だから、そこまでではないものの、生物学を中心に、研究が上流階級の趣味的なものであるのは変わりません。昨今はさらにこの傾向が強まっているのかもしれません。生物学の研究者として成功できる確率は極めて乏しく、何の後ろ盾も保険（いわゆるプランB）もなしに飛び込むのは危険すぎます。運の要素が多すぎます。

もちろん、運を頼りに頑張ってみるのも人生です。ときには逆境から這い上がるケースもあるでしょう。しかし一般化はできません。どんな家庭出身でも、才能さえあればどんな職業にも就ける……。そんな理想郷はどこにもありません。

優れた才能を持つ人は、いろいろなところにいるはずです。だとすると、出自に関係なく、才能をピックアップすることが、社会のためになると思います。

そのためには、実家の太い人だけが研究者になれる現状を変えたい。失敗しても路頭に迷うことがないようにしたい。理学部に行って後悔したなどと言わせないようにしたい。それがこの失敗だらけの人生から得たミッションです。

さて、こんな私の学歴をコスパに着目すると、どう評価すべきでしょうか。良かったのかどうかは悩ましいところです。確かに中学受験をせず高卒までまともな塾通いもせず公立で過ごしたのは安上がりだったと思います。しかしながら、大学入学後の仮面浪人、大学院追放、医学部学士編入学といった迷走を考えると、決して安上がりだったとはいえず、親には申し訳ない思いもあります。

まとめとしてはちゃぶ台をひっくり返すようですが、人生、コスパでは測れないよなあとも思います。誰しも計画通りの人生など歩めないのですから。私も学校を中退するつもりで入学、進学したわけではありません。人生にハプニングはつきものです。「お金さえ許せば」という現実もあり、そこに格差の問題も横たわるのですが、「できる範囲で今やりたいことをやるのが最良」が私の結論です。

計画的偶発性理論

計画的偶発性理論（Planned Happenstance Theory）というものがあります。これは、心理学者のジョン・D・クランボルツ教授が1999年に発表したキャリア理論です。ビジネスパーソンとして成功した人のキャリアを調査したところ、そのターニングポイントの8割が、本人の予想しない偶然の出来事によるものだったそうです。このことをきっかけに、クランボルツ教授は計画的偶発性理論を提唱しました。

この理論には、3つのポイントがあります。

1　想定外の出来事がキャリアに影響を及ぼす

2　想定外の出来事が起こったときにはいつでも利用できるようにしておく

3　想定外の出来事を意図的に作り出す

自分自身のことを思っても、本当にそうだと思います。予期せぬことが私をフリーランス病理医に導き、今こうして本を書いています。こんな人生予想なんてしていません。コスパなんて関係ないのです。計画的偶発性理論について知りたい方は『その幸運は偶然ではないんです』（ダイヤモンド社）を読んでみてください。

資格で稼ぐか腕で稼ぐか

キャリアパスを突き詰めて考えると、「いかにして食っていくか」に行き着きます。大まかに分ければ、腕で食っていくか、資格で食っていくかの２つだといえます。

フォークリフトの免許を取得していれば、食いはぐれないと聞きます。最近では「寿司職人は食えるぞ」という話題もありました。アジアの巨大マーケットでは寿司人気が非常に高いにもかかわらず、本物の技術をもった日本人寿司職人が極めて希少なので、ほかの飲食業やサービス業とは格段に違う待遇が狙えるのだといいます。

日本人で、寿司が握れて、日本を飛び出しライバルが少ないアジアに身を置く。これなどは、まさに藤原和博氏が提唱する「レアカード論」にピタリとはまっています。３つの領域の掛け合わせで、自らをレアキャラにし、存在価値を高める方法です。

腕で食っていく場合には、ライバルが多いレッドオーシャンよりも、競合が少ないブルーオーシャンを行くほうが有利なのは当然のことです。そして、ブルーオーシャンは探し出すだけでなく、自分をレアキャラに変化させることでも出現させることができるかもしれません。

一方、資格で食っていくにあたっては、資格の性質を吟味する必要があります。

日本で認められている資格は大きく4種類に分類できるそうです。業務独占資格、名称独占資格、設置義務資格、技能検定の4つです。

業務独占資格は、資格を持っている人だけが、独占的にその仕事を行うことができるもの。医師免許はそれにあたります。

名称独占資格は、資格を持っている人だけがその職を名乗ることができるもの。保健師、保育士、栄養士などで、資格を持っていない人は、紛らわしい似たような名称も使ってはいけないと規定されています。

設置義務資格は、特定の事業を行う際に法律で義務付けられている資格です。食事を提供する店舗を開業するのに必須である衛生管理者などが当てはまります。

技能検定は、仕事上で必要とされる技能の習得レベルを国が認定するもの。ファイナンシャル・プランニングなど130職種が国家検定として認定されています。

一口に資格といっても、実際には食える資格、食えない資格、コスパの良い資格、悪い資格がありますし、それぞれ時代によってその状況が変化することもあります。業務独占資格は、まさにその資格を持った人が仕事を独占するのですから強いです。私は研究室を追い出され絶望的な気持ちになった時、「食える資格」である医師免許を取得しようと思うチャンスに恵まれ、医学部受験を決意しました。こうして食っていくことができている現在、当時の偶然と決断に助けられたと思っています。

そう考えると、名称独占資格は、資格がなくても仕事ができてしまう点、やや弱いといえます。私たち病理医の大切なパートナーである臨床検査技師は、業務独占資格ではなく名称独占資格であって、臨床検査技師だからできる業務はないのだそうです。

病理医の堤寛氏は、ネット上に「臨床検査技師とプロフェッショナリズム」という文章を掲載し、次のように指摘します。

臨床検査技師の業務として法律上に記載されているのは、採血と生理検査だけである（第四章第二十条の二）。看護師はもちろんのこと、無資格者が臨床検査技師と同じ仕事をしても実は違法でない。いいかえれば、「ニセ技師」が公認されている！無資格の人を雇用して、あるいは学生アルバイトを雇って、検体検査を実施する衛生検査所（検査センター）があるのは紛れもない事実である（さすがに、病院ではそのようなことはないだろう）。

これはひどい話です。せっかく難しい試験に受かっても、無資格者ができてしまうのなら、その価値が損なわれてしまいます。なんとかしなくてはいけません。

資格で食っていくと決める際には、その性質、そして実態と将来像をよく検討する必要があります。しかし、こうしたキャリアパスのディテールを学ぶ機会は極めて乏しいのが実情です。

寿司職人、フォークリフトのような例も含め、多様なキャリアパスをできる限り具体的に知ることができたら、絶望している人を救うことができるかもしれません。

私と同世代にあたる就職氷河期世代の博士号取得者が非常に厳しい状況に置かれていると聞きます。そんな人たちにこうした生きる術を伝えることができないか……。これが私の人生後半の大きなミッションです。

夢見る頃を過ぎても

私も50歳を過ぎました。毎年思うのですが、一年が経つのが本当に早い。なんでこんなに早いのでしょう。歳をとると体感の時間がどんどん短くなっていきます。

体感時間が年々短くなることを「ジャネーの法則」というそうです。「人生のある時期に感じる時間の長さは年齢の逆数に比例する」という考え方で、19世紀フランスの哲学者、ポール・ジャネが発案した法則です。

私も人生の折り返し地点を過ぎ、残り時間の方がおそらく短い。父が67歳で死んだので、それまで生きるとしたらあと15年。15年前を思い出すと、病理専攻医になった頃。まあ、遠い昔のようでもありますが、あっという間だったとも感じます。

中年期になると、こうした先の短さが心に影を落とすことがあります。いわゆる「中年の危機」です。医師でいえば、教授になるとか、大病院の部長になるとか、いわゆる「出世競争」の決着は着いています。もう今からあれこれやってもどうしようもありません。

研究者もそうです。50歳で大した成果がないなら、アカデミックキャリアを続けていくことは難しいでしょう。こうした「先が見えた」状態を苦しむ人もいます。これからの人生は、変わらない日常を生き続けるしかないのか、と絶望感に浸る人もいます。わからないではありません。私も科学者を夢見た子供の頃の夢は叶えられませんでした。中年期手前で医師になりましたが、医師としては異端の道を歩んでいます。「出世」的なものからは無縁です。

ただ、私は全く危機感を感じていません。……というのはちょっと言い過ぎました。健康が保たれるのか、という不安はそりゃあります。けれど、同じような単調な日常が続くのか、という絶望感はありません。なぜなら、自らそんな予定調和の道を捨て去り、荒野に出て「野良犬」＝フリーランスになったからです。

仕事の一部を失うこともあるといったリスク込みの生活は、非常に刺激的です。原稿執筆の依頼とか講演の依頼などは、予定がバッティングしたとかがなければ基本的に引き受けています。そうしたちょっと無理かなと思うよう講演から、新たな出会いがあったり、別のチャンスが広がったりしています。

たとえ「老い先」短くても、日常に波乱の要素を組み込めば、人生はこんなにもエキサイティングになります。もちろんマイナスになって、ガッカリといったこともあるのですが。

同じ歳のタレント光浦靖子さんはカナダに留学し、人生をエンジョイ（古い？）しているという話を聞きました。お金があるからできるという面もあるし、とてもそんな余裕はない、という人も多いでしょう。けれど、それぞれまだまだできることがあります。何より、次の世代に何かを残すとか、社会に役立つことをするとか、そういう方向もあるはずです。

最近姥捨山を肯定するような意見を見聞きします。特に就職氷河期世代は「うざい」「無駄」と軽んじ、揶揄する声を聞きます。不遇な氷河期世代は、これから若い世代から経済的負担の源として敵視されるでしょう。けれど、人類が生殖年齢を過ぎても個体が生きることには、何か進化的な意味があるはずです。存在が無意味ではないはずです。ただ、だからといって利己的じゃいけないでしょう。社会のためにできることを探し、したたかに生き残りたいと思います。

出世を目指さない人生

「出世払い」という言葉があります。お金に余裕ができた、社会的に成功した時に払ってくれればいいよ、という感じで、支払いを先延ばしにする行為、という感じでしょうか。

今この出世払いが話題です。国が大学の学費を出世払いにする制度を導入しようとしています。

ＳＮＳなどでは、収入が３００万円を超えたら返済が始まるという案を見て、３００万円が出世といえるのか、と話題になっています。

もちろん出世払いはあくまでイメージ的な言葉で、正式名称は「在学中は授業料を徴収せず、卒業後の所得に応じて納付する新たな制度」、つまり所得連動型です。だからめくじらを立てることではないのかもしれませんが、確かに「出世」とは何か、という問題を提起しています。

出世とは良い地位、身分になることで、社会的地位の向上を目指すというのがイメージでしょうか。会社でいえば係長→課長→部長などと地位を向上させる。大学で言えば助教→講師→准教授→教授です。こうした地位の上昇を目指すというのは、縦社会ならではのものといえます。上意下達。上のものが下のものを指導するみたいな関係です。

しかし、こうした出世を望まない人もいますし、出世とは別の価値観で動く職業もあります。たとえば私のようなフリーランスの人間は、地位の上昇は全く望んでいません。自らをより良いものに向上させたいという意欲はもちろんありますが、それを出世とは呼ばせません。

職人や技術者などの専門職は、自らの技を極めるという方向に努力は惜しまなくとも、それで社長になるとか重役になるといったことは望まない人が多いと思います。医師になると、教授や大病院の院長になりたいといった出世を望む人と、現場で頑張りたいという人に分かれるように思います。

一方、研究者の場合、日本では生涯を通じて好きな研究だけするという生き方は難しい。PI（主任研究者）になって自分の裁量で研究テーマや研究費を獲得できるようにならなければ、誰かの指示で行う研究だけを続けるというのは難しい。つまり管理職になれなければ行き場を失う「アップオアアウト」のような世界だということです。アップオアアウトはコンサル業界の言葉だそうですが、研究の世界も似たようなものです。

私自身は研究業界からあぶれた人間なので、あくまで聞き伝えでしかありませんが、アメリカなどには「生涯いちポスドク」みたいな人がいて、自ら研究テーマを考えたりするわけではないけれど、好きな研究をして生涯を終えるという人がいるようです。

日本の国立大学にもかつては「技官」という公務員がいました。終身雇用で定年まで地位が約束されましたが、職位が上昇するわけではなく、研究者などから依頼された実験をしたり、機材を作ったりしていました。法人化され、運営費交付金の減額などで、こうした職業は有期雇用に置き換えられ、雇い止めされるようになり、スキルアップができなくなりました。

ともかく、出世というのは、いわばメンバーシップ型雇用にフィットした形態で、生涯一職人みたいな生き方はジョブ型ということでしょう。

最近の若い人は出世を望まなくなっているといいます。厄介ごとから逃げているなどと、ネガティブに捉えることもできますが、部長だ課長だといった社内でしか通用しない役職、しかも責任ばかり降りかかってさほどのメリットもなくなっている雇用情勢の変化と捉えることもできるかもしれません。

私は会社を立ち上げましたが、これはベンチャーではありません。「成長」を望んで事業規模を拡大しようとは思っていません。出世も成長も、望む人は頑張ればいいけれど、そうでない道だって十分価値があるといいたい。

というわけで、私はフリーランスとして、成長しない会社を維持しながら、強かに生きていきたい。出世しない人生も、なかなかいいものですよ。

運と実力

２０２２年のイグノーベル賞の１つが、「Talent vs Luck: the role of randomness in success and failure」、運と才能を扱ったものでした。

以下対象論文のアブストラクト（要旨）を自動翻訳Deep Lで和訳したものです。

競争の激しい欧米文化で主に支配的な実力主義のパラダイムは、成功は主に才能、知性、スキル、賢さ、努力、意志、ハードワーク、リスクテイクなどの個人の資質によるものだという信念に根ざしています。時には、大きな成功を収めるためには、ある程度の運が必要であることも認めざるを得ません。しかし、実のところ、個人の成功物語において、外的な力の重要性を過小評価することは、むしろよくあることなのです。知能（あるいは、より一般的には才能や個人的資質）は人口の間でガウス分布を示していることは非常によく知られている。一方、しばしば成功の代理とみなされる富の分布は、典型的にはべき乗則（パレートの法則）に従っており、大多数の貧困層とごく少数の億万長者がいるに過ぎません。このような、典型的な尺度（平均的な才能や知能）を持つ入力の正規分布と、尺度の影響を受けない出力分布との間の不一致は、何らかの隠れた成分が背後に働いていることを示唆している。この論文では、そのような成分が単なるランダムネスであることを示唆する。特に、我々の単純なエージェントベースモデルでは、人生で成功するためにはある程度の才能が必要であることが事実である場合、最も才能のある人が成功の最高峰に到達することはほとんどなく、平均的な才能はあるが感覚的に幸運な人に追い越されてしまうことが示されている。私たちの知る限り、この直感に反する結果は、膨大な文献の行間に暗黙のうちに示唆されていたものの、今回初めて定量化されたものである。この結果は、到達した成功のレベルに基づいて功績を評価することの有効性に新たな光を当てるとともに、結局のところ単に他の人より運が良かっただけかもしれない人々に過剰な栄誉や資源を分配することの危険性を強調している。また、いくつかの政策仮説を比較し、実力主義、アイデアの多様性、イノベーションを向上させることを目的とした、研究に対する公的資金提供の最も効率的な戦略を示している。

（DOI 10.1142/S0219525918500145）

なかなか示唆的な話です。運の要素が大きいのだから、行動量、アイデア、人生で関わる人数を増やすこと、と。私も大好きなクランボルツの「計画的偶発性理論」とも共通しているように思います。

近年、「運も実力のうち」ではないのではないか、という指摘が多く出てきています。

成功者はラッキーだっただけで、必ずしも能力が優れていたわけではない……というわけです。

幸運にも両親大卒の家庭に生まれ、いわゆる高度成長期の中流家庭で育った。公立小中高だったけれど、本などは優先して買ってくれたし、天体望遠鏡なども小学生の頃持っていました。こうした運があったからこそ、東大に入れたし、大学院まで進んだ。医学部に学士編入できたのもそのおかげといえるでしょう。

一方、大学院では研究室を追い出され、医学部に編入しても二度目の研究室追放に直面しました。病理医研修を始めた直後に上司先輩が上層部と対立して全員退職。新しい教授が来てしばらくしたら、専門医取得前に一人病理医として大学を離れました。いい経験だったと思いますし、教授に悪意はないとは思っていますが、追い出されたように感じました。若干運がなかったのかなとも思います。

でもそんな経験があったからこそメディアに出たり、本を出したりできました。行動したからこそ、いろいろな人に会ったからこそ、今があります。

病理診断に全振りせず、ライター業や「活動家」稼業もこなすなど多角化しているのも、運を呼び込むのに役立っていると思います。だからこそ、ライター稼業　などをやめなければならない「常勤医」を避けるようにしているわけです。

運が良かったのは運が悪かったこと、ということ。禅問答みたいですが、運とは何かをどう定義するかによるということです。運は実力ではありません。謙虚に、そして悲観しすぎず、飄々と生きていきたいものです。

定年のない世界

私のような50歳くらいの人間は、どうやら定年が気になるようです。定年というのは、終身雇用、年功序列とセットで来るもので、まさにメンバーシップ雇用の申し子です。

終身雇用では、雇用終了が定年年齢となっており、定年で強制的に解雇しないと新規採用ができません。一方諸外国で主体のジョブ型雇用では、仕事がなくなった時や自ら辞めたいと思った時が雇用終了です。年齢で解雇することは差別になります。

もちろん、米英とその他などバリエーションがあるので、これはこうだ、ドヤ！　とすることはできません。

この定年ですが、困ったことが起こる職業があります。研究者と医師です。ジョブ型であるはずの研究者や医師は、仕事を求めて移動します。ところが、大学や病院の雇用体系は基本メンバーシップ型で定年があります。すると、まだまだ働けるのに定年になったり、退職金がそれほどもらえなかったりします。退職金は長期勤務のご褒美だからです。

おそらく定年制度が色々な面で研究に影響を与えていると思います。働けるシニアが仕事を辞めることによるマイナス、働かないシニアがポストを独占することによる若年層の非正規雇用化などです。

東京大学はかつて60歳が定年でしたが、それまでは定年後の活躍の場だった私立大学もそう簡単に退職教授を雇えなくなったのもあり、10年以上かけて段階的に65歳を定年にしました。これは一部の生産性の高い教授の活躍の場を延ばしたが、そうではない教授がなかなか辞めないという弊害も生み出しました。若手研究者は任期付雇用のまま苦しみ、全体としては研究力の低下に結びつきました。

こういうこともあって、定年を巡ってシニアと若手がすれ違います。シニアは活躍の場がなくなるという意味で年齢差別を訴え、若手はシニアが活躍の場を奪っていると言います。

定年に悩むようなことは不毛だと思い、生涯現役を目指してフリーランスになった私ですが、そんな私にも定年が影を落とします。医師の場合も、定年後「嘱託」という有期雇用で働き続けるケースが多い。年功分がなくなり、給料は低下します。定年後の医師が職を求めて非常勤市場に参入すると、年金を持っていることにより、多少安くても仕事を引き受けます。私のようなフリーランスは、こうした定年後シニアが競争相手となり、仕事を奪われています。

というわけで、いろいろな影響があり、なかなか簡単ではありません。日本もジョブ型にして、雇用終了は年齢でなく仕事がなくなった時にすればいい、と思わなくもありませんが、一世代くらいの間は混乱が続くでしょう。

ともかく、定年のない世界に生きる私は、定年に悩む同世代を横目に見ながら、我が道を行きます。生き残っていくために、生涯学び続け、自らの意思で進んでいきたい。

定年のない世界は厳しい。けれど自由です。野良犬は飢え野垂れ死ぬかもしれないけれど、どこにでも行ける。私はその自由を尊びます。

ままならない人生を楽しもう

本書を書きながら自分の人生を振り返りましたが、書いてみると意外に楽しかったですね。

誰しも同じだと思いますが、人生は偶然の連続です。思いもしなかったことが発生し、昔思っていたのとは違う方向に進んでしまいます。それは日常茶飯事ですし、人生そんなものなのだと思います。

とはいえ、一本道で進んできた人が幅を利かせる世の中で、なかなかそういった現実が目に入ってこないのも事実です。メディアに登場する人たちが語る失敗は、笑いを誘う程度の軽いものが多い。もちろん、そういう人たちだって、語らない苦しみやもがきがあると思いますが、そういうリアルな話は隠されることが多く、なかなか見えてきません。

たとえ見えてきたとしても、それは成功者のスパイス的なものに位置づけられ、結局失敗を乗り越えて成功したんだから、何でもOKになっちゃうよねと冷ややかな気持ちが出てきてしまいます。

そんな中、成功者とは呼べない一介のフリーランス医が若い人に言えることは何でしょう。そう考えながら執筆しました。私の話は成功した人のスパイス的失敗談ではなく、現在進行形でもがき苦しむ一人の何の変哲もない男の人生を語ったものであり、成功談ではありません。

そして、私自身、偶然の要素が多すぎて、過去をやり直したとしても、同じようになったかはわかりません。そんな一回性の人生を送った私が、他人様に言えることは何か。それが「偶然を楽しめ」です。

本書で触れた以外にも、自分が立ち上げたNPO法人追放、名誉毀損の内容証明郵便を送られるなどいろいろありましたが、どれもいい意味で自分の転機となりました。

良いことも、悪いことも、どの偶然も、今思えば全てが愛おしい。

意図はしていなかったけれど、これを実践していたのだと思いましたし、その後の偶然もこの考えに沿って生きてきました。本書でどこまで伝えられるかはわかりませんが、苦難や壁に直面するまだ見ぬ誰かの光となったら嬉しいなと思います。

食っていくために稼ぐこと

フリーランスは能力がなければ簡単にクビを切られます。極めて危うい職業です。もちろんフリーランスにもいろいろあって、私は病理診断の仕事をすることで対価を得ています。すでに述べたように、一定水準以上の病理診断ができるようになるまで時間がかかるため、参入障壁は高いと思っています。そういう意味で、売り手市場にいる優位性はあります。

とはいえ、ＡＩの影が忍び寄っています。

私自身はＡＩをパートナーにして、見落としなどをチェックしたいと思うのですが、仕事が取られると過剰に反応している人もいて、病理医はなかなか増えません。それゆえに新規参入者が増えないという優位性はしばらく続きそうです。

ともかく、働かなければ収入ゼロのフリーランスは、まさに食っていくために働いている感を強く感じます。

けれど、フリーランスになってよかったと思っています。不安定ですが、忖度なく自分のスキルでお金を稼いでいる、自分で食っていくことの充実感は相当なものです。というのも、私の前半生は、組織のお荷物として生きていたからです。

成果を上げられず二度研究室を追い出され、温情で拾ってもらった研究室では厄介者。もちろん厄介者に優しくしてくれた御恩は一生忘れませんが。

病理医になっても上司先輩全員退職し一人取り残され、専門医取得前に大学から僻地(拠点病院)の一人病理医に異動しました。自分の存在が組織に何ら貢献していなかったことを感じながら生きていました。

ただ、病理専門医、細胞診専門医を取得してからは少し風向きが変わりました。専門医にどの程度の価値があるかはなかなか難しいのですが、少なくとも最低限の能力があることを学会が認めてくれたわけで、需要は増えました。

その後一人病理医を経てフリーランスに。忖度なしのガチンコ勝負。いらないと思われれば即クビになるこの過酷な環境で、何とか生き残れています。お荷物になっているのをわかりながら職にしがみつく人たちとは真逆の状態。でも生きています。これは自己肯定感半端ありません。

もちろん、研究者など不安定な状態がマイナスに働いている状況は何とかしなければならないとは思います。雇い止め問題は本当にひどい。日本の研究にとって大きなマイナスです。しかし、人間の生き方を考えると、自らの働きの分稼いで生きる、食っていくために稼ぐことはとても尊いことだと思います。

怪しい肩書

フリーランスになった時、会社をつくったことは書きましたが、他にも、一般社団法人を立ち上げており、メディアに出る時の肩書にしています。こちらでは収入はありません。

どちらも小さいし無名です。だから名刺を渡したり、団体名を口にしたりすると、その説明から入らなければなりません。そうした小さな組織、ほかにメンバーが検索できないような組織に複数所属していると怪しい人にみられる、と忠告されたこともあります。

仕方がない面もあります。海千山千の世界の中で、その人がどのような組織に所属しているかが人を信用する大きな判断材料になるからです。大きな会社、大学、病院などしっかりした組織に所属している人ならば、その組織の信用調査をパスした人間でしょうから信頼できるはず……。これで人がどれほど信用できるのかを見定めるための時間を省略することができます。

詐欺師はこれを逆手にとります。「消防署のほうから来ました」というのが、「消防署から来た」のではなく「消防署がある方角から来た」という意味だからウソではないと釈明したというのは有名な笑い話ですが、〇〇大学を出たとか、△△に所属していたといった経歴詐称をして人を信用させる手口は枚挙にいとまがありません。

東大生が書いた本が無数に出ているのも、東大の権威を使って発言の信憑性を高めることができるからです。この点は、私自身もおそらく東大卒の端くれだったことで、得をしている面も多々あるでしょう。フリーになったとはいえ、東大卒や医者であることに助けられることは少なからずあります。そのことは謙虚に自覚しないといけません。

学歴も経歴も本名も明かさず、その腕だけで勝負している人を心より尊敬します。

フリーランスになる人や会社を立ち上げる人には、信頼のある組織に所属しているうちに、クレジットカードを作ったり、ローンを組んだりしておいたほうが良い……。そうした関係の本には必ず書いてあることです。まさにクレジット＝信用。

世知辛い現実です。組織の肩書という信用がなければ土俵に上がることもできません。「人」ではなく「したこと」で判断すべし。「誰が」いっているかではなく、「何を」言っているかで判断すべし。それは絵に描いた餅なのかもしれません。

とはいえ理想は諦めたくない。現状を変えなければ、在野でやっていこうという人が増えません。フリーランスの私が生き残ることで、肩書にこだわり身動きが取れなくなっている人たちに行動の機会を与えたいです。

野良犬の矜持

時々日々の忙しさにかまけて忘れてしまいそうになることがあります。それは、なんでこんなフリーランスという不安定な働き方をしているのか、ということです。

なぜフリーランスになったのか。一言ではいえない様々な理由があります。

公務員医師として安定はしていましたが、あらゆることに許可が必要、職務専念義務縛りが強すぎて何もできない、といったことに悩んだこともあります。子供の大学の学費や親の施設入所などに、お金が必要で稼がなければならないという事情もあります。

でも、フリーになった理由の第1位は「独立」です。つまりインディペンデント。従属した生き方ではない、自分が主人公の生き方をしていこうということだと解釈しています。

研究不正や科学技術政策など、いわば負の側面、問題点に関して発言することの多かった私は、何度も危機に陥ってきました。

二度の研究室追放。脅迫など、何かをやり始めたら強制的に辞めさせられるということが何度もありました。

たとえば医学生の頃に管理者をしていた「医学部学士入学受験メーリングリスト」。まだ河合塾が力を持つ前、複数の合格者を出した「伝説の」（自分で言うなという声が聞こえてきそうですが）メーリングリストです。

このメーリングリストですが、途中で管理者を降りることになりました。その理由は、文部科学省に投書があったからです。

「榎木というけしからん輩が、大学の秘匿情報を漏らしているので処分せよ」

なんで一学生のことを文科省に「告げ口」するのか、非常に腹立たしいのですが、文科省から大学に問い合わせがあり、大学当局から「尋問」（というには大袈裟ですが事情聴取）され、秘匿情報などは漏らしていなかったことは理解されたものの、メーリングリストの管理者をやめるよう指導されました。

こんな感じのことは多々あり、けしからん輩だから処分せよとずっと所属の職場に苦情が来ていたといいます。組織に属する人間である限り、組織にあれこれ言ってくる人がいます。意外にダメージがあります。たとえ濡れ衣でも、こうしたことに時間をかけるのが勿体無いし、意味がありません。
ということで、独立したわけです。複数の所属先に非常勤で勤めることで、リスクを回避し、完全な独立独歩ではありませんが、自分の人生を自分に取り戻そうとしたわけです。
ある程度の標本数がある病院にとっては、常勤医を確保するメリットがあります。診療報酬で「管理加算Ⅰ」というプラスのお金が取れるからです。予約なしで好き放題迅速診断ができる、解剖もやってもらえる。使い放題のサブスク病理医がいるのはありがたい、というわけです。
常勤医を雇うというのは、以下のようなメリット、デメリットがあります。
病院側のメリット　：迅速診断、剖検、管理加算
病院側のデメリット：給料、社会保険料がかかる
常勤医のメリット　：安定、肉体的に楽
常勤医のデメリット：手取り給料の少なさ、独立なし、空き時間増える
私の一番大切なものは何か。そう、独立です。常勤職へのお誘いは常にあります。な

んとか独立を維持していきたいとは思っています。けれど、どうしてもフリーランスでは無理というときにはどこかで常勤をしているかもしれません。まあ、それもアリかなと思いますが、やれるだけやってみたいです。

「タラレバ痛め」は苦い味

ニラレバ炒めというと、好き嫌いが分かれる食べ物かもしれません。私は個人的には好きな食べ物ですが、レバーの味やニラの味が苦手な人もいるようです。ニラレバ炒めかレバニラ炒めか、どっちが正しいのか、という論争があります。中華料理の呼び方としては、ニラレバ炒めが正しいようです。

「ニラレバ」と似た言葉に「タラレバ」というのがあります。もしあのとき「○○していたら」「あのとき○○していれば」こんな惨めな状況にはならなかったのに……。

そんな後悔の念を表す言葉が「タラレバ」です。

私とて、「タラレバ」を考えることはあります。研究室を追い出されなかっ「たら」、今何をしていたでしょう……。あのとき、『Nature』に奨学金問題で投書などしていなければ」、もうちょっと医学部生活は楽だったのに……。

誰しもそんなほのかな後悔の念を抱え、傷ついて生きています。

大抵の場合、そんな心の傷や後悔の念に折り合いをつけなければなりません。けれど、折り合いをつけるのは時間がかかったり、簡単ではなかったりすることも多い。

私もSNS上などで研究室追放の話を積極的にできるまでに20年はかかりました。それくらい、負った傷がそこそこ大きく、「瘢痕」になるまで時間がかかったということです。

研究者としてうまくいかなかった、会社で出世できなかった、失恋した、家庭で失敗した……。

誰しも抱える「タラレバ」。外野は簡単に「あんなの気にするほうが悪い」「忘れちゃえ」といいます。けれど、他人に言われるほど簡単ではありません。

自分の目標、夢とはかけ離れた自分。理想からのズレ。

「タラレバ」は時に死ぬまで続き、自分を傷つける。まさに人生をかけた「タラレバ痛め」です。この「タラレバ痛め」は正直美味しくありません。苦くてまずい。

でもなんで「タラレバ痛め」を続ける人がいるのでしょう。「タラレバ」と言っている間は、他人を責めて自分の現状を変える必要がないから、ある意味では楽です。誰かのせいにできます。自分を痛めながらも、現状を変えない自分を肯定してくれます。麻薬やリストカットみたいなものかもしれません。

しかし、「タラレバ痛め」を続ければ続けるほど、理想になれなかった自分を自分が責め、ボロボロになっていきます。どうやったらこの自傷行為から「降りていく」ことができるのでしょう。

社会は「上り線」に乗ることを是として、上り詰めた人を称賛します。ギリギリまで自分を追い込み、競争に勝つことを要求します。

しかし、そうでなくなったときにどうするかの方法論は、どうも乏しい印象です。成功者だけしか語らない、語れない社会の中で、目標を諦めて降りていく方法論は雑ですし、解像度が低い。

「休めばいい」「それでいいじゃない」という周囲の軽い言葉が、さらに心を傷つけます。

理想の自分を降りる。「下り線」に乗る。そこまでは決められても、「どうやって?」その解にはなかなかたどり着けません。

自分のいままでを肯定し、褒めてあげる。まずはそこから始め、ゆっくり降りる。そのために休む。急激にやらないことです。徐々に、ゆっくり、自分をチューニングしていく。

現代社会の中で、休む時間を取ることはそう簡単ではありません。私のようにフリーランスになってしまったら、休んだら収入はなくなります。

けれど、なんらかの形でそれをやらないと、タラレバ痛めを食べ続けてしまいます。私が研究室をやめさせられたなど、過去の「やらかし」を積極的に公表しているのは、「ロールモデル」を提示しようとしているからです。目標が達成できなかった、負けた人は口をつぐむ傾向があります。けれど、負けた後に続く人生を詳細に語ることは、後に続く人たちの道標になります。

タラレバ痛めは、時間をかけてもいいから食べ尽くそう。必ずいつか栄養になります。これが「やらかし」さえも自分の「血肉」にした私からのメッセージです。それでも人生は続いていくのです。

向き不向きと優劣

人には向きと不向きがあって、たとえある分野で優れていても、ある分野では抜けている、なんてことはいくらでもあります。

研究というのが、人類の頭脳のフル活用みたいな分野なので、どうしても研究ができる人はあらゆる面で上位に立つと考えてしまいます。毎年受賞者が発表されているノーベル賞もそうです。

もちろんこれには保留事項があって、頭脳と運動は別というものです。

ただ、近年ではスポーツも頭脳戦になり、頭脳が優れた人が有利に立つ面もあります。チーム競技などにそれが顕著です。頭脳が優れていたらなんでも優れているというのは、違うとわかってはいても、ついつい頷いてしまいます。

だからこそ、学歴詐称が次から次へと出てくるわけで、いかに頭脳明晰が人を信用させるのかわかります。

しかしながら、向き不向きがあるといったところで、自分が何に向いているかなど簡単にはわかりません。そして、向いていてもお金が稼げない分野もあったりして、生きて暮らしていくとなると、さらにハードルが上がります。

やりたいこと＝ＷＩＬＬ、できること＝ＣＡＮ、求められていること＝ＭＵＳＴ。この兼ね合いを考えることが、生き抜いていくために必要です。私の考えとしては、ＷＩＬＬはあとから変えられるから、ＭＵＳＴから入っていくのが賢いと思います。

やりたいことにこだわるのはいいこと。でも適性や将来性があるかどうか、自分の目とは違う、上空から見下ろす鳥の目で見ることも大切です。

私の場合、研究者になりたいというＷＩＬＬ優先で人生を組み立てて、失敗してしまいました。それもまた人生ですが。私の場合、研究はさっぱりだったけど、多少は文章を書く能力があったりして、なんとか生き残っています。置かれた場所で咲く、咲ける場所を探す……どちらでも良いので咲くことにフォーカスするのがいいと思います。

とはいえ新卒一括採用、年功序列、終身雇用は、咲ける場所を探すのも簡単ではありません。何も得意な分野がないと、自信を持てない人もいます。WILL、MUST、CANを考えるなんて余裕のある人間の特権かもしれません。

過去の自分を考えると、今よく職があって飯を食っていけてるなあ、と感慨に浸るほどですが、たとえ突出した分野がなくても、いくつかの合わせ技という方法もありますし、比較優位で考えれば、生き残る術はあるようにも思います。そして何より、何も得意な分野がない人間は生きる価値なし、などという風潮には抗いたいと思います。

花が咲ける場所はどこかにはあります。

第5章　フリー病理医が見た医療の真実

病理医から見える医療の限界

フリーランスになって良いところは、気兼ねなく自分の意見が言えることです。忖度する必要もないので、自由にモノがいえます。医療業界はしがらみが多く、なかなか言いたいことが言えない世界なので、語りにくいことは多い。ここでは、そんなフリーランスの立場で、医療をズバズバと斬ってみたいと思います。

病理医は縁の下の力持ち、様々な科とつながりがあり、しかもそれぞれから距離が置ける、病院の中におけるコンサルタントみたいな役割も果たしています。それゆえ、病院のこと、あるいは医療のことを第三者的な立場で見ることができます。

こうした病理の特性から、私は医療界についても、当事者ではなく、かつ完全な無関係でもない微妙な立場の第三者として見つめてきました。病理から見た日本の医療とはどのようなものでしょうか。

新型コロナウイルス感染症の拡大によって日本の医療に問題があるのではないかと思う人が増えてきたのではないかと思います。

日本は津々浦々特に都市部を中心に小さな診療所がたくさんあり、ちょっとした風邪などの病気にはすぐ対応してもらえるという便利さがあります。しかし、小さな医療機関の乱立は、医師や医療者の分散をもたらします。すると、高度な医療を行うとなると、ちょっと大きな病院に行かなければなりません。

開業医を中心とする小さな病院、自治体それぞれが1つずつ病院を持つという体制、それに日本独特の民間病院の存在、日本の医療は、患者を診ないと収入が得られない制度……。こうした状況が何をもたらしたかというと、患者の奪い合いです。

「集患」という言葉をご存知でしょうか。集めるに患者と書く医療業界の用語です。病院の生き残りのために、様々な地域に出向いて患者をバスで病院まで運ぶといったようなことが行われています。また救急外来にやってきた患者はできる限り入院させる、といったようなことも行われています。

患者を奪い合うことが悪いことだとは言いませんが、もはや患者さんを治すというよりは病院の存続が目的となっているようにも見えます。だから、病理診断はお金を稼ぐことができない科であり、評価が低いことがあるのだと思います。

小さな病院の乱立、患者の奪い合い。こうした中に新型コロナウイルスがやってきました。その結果何が起こったのでしょうか。

新型コロナウイルス感染症を診ることができる病院は限られており、そこに患者が集中します。こうした病院では医師の過重労働、看護師の不足、患者の集中といった地獄のような状況を呈していました。

一方で新型コロナウイルスを診ない病院もありました。狭くて感染症対策ができない、いわゆるゾーニングができない病院です。また感染症の専門医もおらず、見よう見まねでしか治療ができないということで、なかなか一歩が踏み出せなかったのです。日本医師会が新型コロナウイルス感染症の拡大の中、会員の医療機関に、コロナ病棟を作ってもらうことに失敗したのは記憶に新しいと思います。それは、日本医師会の既得権益を守るという姿勢があった、などと批判を受けていますが、それだけではないと思います。実際のところできなかったのです。

日本医師会の力の源は、約20万人の会員が集票マシンとなり、比例区で全員を自民党の参院議員に当選させせる力を持っていることでした。その力を源に診療報酬の改定といった様々な医療政策に力を振ってきました。

しかし、新型コロナウイルス感染症の拡大において、国民が期待したほどの活躍ができなかったことで、実のところ日本医師会が持っている力の源は、大したことがなかったのが明らかになったと思います。

なぜこのような小さな病院が乱立したか、ということについては、歴史的背景があり、一概にはいえない問題です。本書の範囲を超えておりここでは詳しくは述べませんが、開業医、私立病院といった民間の力が、本来は公的なインフラである医療において大きな役割を果たし、「ハイブリッドな構造」を作り出したのです。この構造を簡単に変えることはできないでしょう。

社会的インフラといえば警察や消防、清掃、ゴミ収集、電気ガス水道といった様々なものが挙げられると思います。特に警察や消防は、公務員が担っています。民間警備会社もありますが、警察が民営化するという話は聞きません。もし警察が民営化し、犯罪の検挙率などを競う組織になったら、犯罪をでっち上げるといった様々な問題が生じるかもしれません。

消防署が民営化したらどうでしょう。火を消したという成果に応じてお金が支払われるシステムであれば、自ら火をつけて消すマッチポンプが行われる可能性もあります。

このようにインフラに成果主義を導入することは危険であるといえます。

「牛丼医療」の崩壊

２０２２年9月、東京医大の不正入試をめぐる訴訟の判決が言い渡されました。不利益を受けた女性たちに約１８００万円の賠償を命じる判決が出たのです。当然の判決といえます。どう考えても受験生に不利益を生じさせたのだから、賠償は当然だと思います。

ただ、それはそれとして、この問題の解決には、背景にある構造の問題を解決しなければなりません。

この判決を報じた記事には、私も専門家としてオーサーコメントしています。全文を紹介します。

不正入試に対する補償が行われるのは当然だと思いますが、今後こういうことが起こらないようにするためには、不正入試の構造的背景にもメスを入れる必要があります。医師不足の中、24時間365日の医療を提供するためには、若くて長時間働ける医師が必要だということで、入試における女性、浪人差別が容認されてきました。

医療ではコスト・アクセス・クオリティ、つまり早い、安い、うまいの3つを全て満たすことはできません。病院を集約化すれば、交代勤務が可能になり、コストとクオリティを満たせますが、アクセスが犠牲になります。それが嫌ならば、交代勤務もできず疲弊した医師が頑張り続けるしかなく、クオリティは落ちるでしょうし、不正入試を容認する声は減らないでしょう。医師を増やせばその分コストが増大します。

この問題は、誰もが当事者でもある問題だと思います。みなさんならどうしますか？

（Yahoo!ニュース　榎木コメント）

前に触れましたが、コスト、アクセス、クオリティの3つのうち2つまでしか満たせないことを、オレゴンルールといいます。安い値段で質の高い医療を、いつでも誰でもどこでも享受できます。理想ではありますが、牛丼ではないので、3つ全て満たすことはできません。

街や市に1つ、総合病院がある状態。そこに医師が配分されています。広く薄く、という状態。すると、少ない医師で現場を回していかなければなりません。過重労働でなんとか回すという感じです。

こうなると医師は常にヘトヘトな状態です。当直明けに一睡もせず連続勤務が当たり前。集中力を欠き、ミスする可能性が高まります。私生活は犠牲にせざるを得ません。

今の日本では、健康で昼夜を問わず働く医師が現状を回しています。本来ならばこれは男性でも女性でもいいのですが、男性は専業主婦などの配偶者を得て仕事に専念する傾向が強いですね。

女性も専業主夫の男性配偶者を得て同様のことをしてもいいのですが、なかなかそうはなりません。男性医師への要求が高い状況が続いてしまいます。

ツイッター上では、もうずっと「ママ医」批判がぶり返し続けています。5時を過ぎると仕事を独身医師に任せて帰ってしまうという批判です。ママ医だけではなく、パパ医がガッツリ子育てに関わることも、当然批判の対象になります。こうした批判が出るのも、交代医師を配置できない現状が背景にあります。本来ならば医師同士がいがみあっても仕方ないので、忸怩《じくじ》たる思いです。これは構造問題ですよね……。

こうした状況を改善するにはどうしたらよいか。

1つは医師を増やす、もう1つは急性期病院の集約化です。

医師を増やすと、医師の過重労働は解決されるでしょう。しかし、医師養成に時間とお金がかかること、医師ががんばって患者を集めてしまうことによる「医師誘発需要」が発生し、医療費がかかることなどお金がかかる。

そして、医師自身も、医師数増加で過当競争となり給料が減るでしょう。医師会などが医師定員増員に反対するのはこれも一因です。

では、急性期病院の集約化はどうでしょう。

これは住民が反対することが多いでしょう。集約化によって家から病院が遠くなると、高齢者にとってはきつい。公立病院の集約化は、首長選の争点になりやすく、病院をなくします、減らしますという候補は当選しづらい。

民間病院に集約化の統制はなかなか利きません。公的病院と民間病院が混在する不完全な市場のままでは、集約化は困難です。では現状の病院数のまま、医師のワークライフバランスを厳格化したらどうなるか。24時間365日の手厚い医療は難しいでしょう。

こうして考えれば、医学部不正入試の構造的解決には、一般の人たちも含め、誰もが当事者とならざるを得ません。当然私もその一員です。フリーランスという異形の働き方は、こうした矛盾の仇花だといわざるを得ません。私自身が考えるのは、自らのフリーランス、収入を捨てても、社会的共通資本として医療を定義し、医師を国営化、公務員化してしまい、それに伴って集約化を進めると同時に、診療科や勤務地の自由をある程度制限するしかないのではないかと思っています。こうしたことは、開業医主体の日本医師会など、民間病院、そして収入が減る医師の多くが反対するでしょう。

こうして振り出しに戻ってしまいます。この問題は綺麗事だけでは済まないということだけは理解していただけたらと思います。

2024年開始予定の「医師の働き方改革」とは？

こうした中、「医師の働き方改革」が大きな課題となっています。厚生労働省がようやく重い腰を上げたのです。ざっくりいえば、残業の時間に制限が設けられます。

2024年4月から開始予定の「医師の働き方改革」では、「勤務医の時間外労働の年間上限は原則960時間とする」「連続勤務時間制限、長時間勤務医師の面接指導などで、勤務医の健康確保を目指す」など、医師の労働時間に関する取り決めを中心として、医師の働き方の適正化に向けた取り組みが実行される予定です。

ところが、制限される残業の基準が過労死ラインを超えているとして、批判が沸き起こっています。960時間の上限に特例があるのです。

この上限について、国は「一般の労働者と、ほぼ同じ水準に設定した」としています。

しかし、すべての医師がこの上限に合わせると、医療機能がストップする所も出てくるため、特例が設けられています。

これは年１８６０時間という過労死ラインを大きく超える水準ですが、あくまで、地域医療が担えなくなる、あるいは、救急医療を維持できないなど特別な場合に限られます。

また勤務と勤務の間に9時間以上の休息を確保する義務が設けられる上、あくまでも暫定措置のため、一部を除いて、開始から10年程度で解消する目標です。

（２０２２年10月20日　牛田正史解説委員　ＮＨＫ解説委員室「迫る医師の働き方改革～医療体制を維持するには」より引用）


過労死ラインを超える特例を最初から設けるのはいくらなんでもひどいですよね。しかし、一部の医師たちは、こうした過労死ラインを超える基準を肯定します。医師の団体は、医師の過重労働を防ぐために設けられた「宿日直許可」を緩和してほしいという要請を出しています。医師の上層部が現場で働く医師のことを真剣に考えられない現状では、差別的入試を是正しても一部にしわ寄せがいく現状はなかなか変わりません。

「浪人差別」から見えるもの

東京医大などの不正入試の問題で、女性差別ほどあまり大きな話題にならないのが、「浪人差別」です。東京医大では、多浪生に加点をしないことで差別を行っていたことが明らかになっています。

公平、公正である試験で、ある集団の傾向を元に差別を行う。人種差別、男女差別、年齢差別。いずれも許されるものではありません。それは大前提です。

一方で、業務を回していくことを考えると、「使える」人材を確保したい使用者がいるのはわかります。私も自分一人の小さな会社を経営していますが、利益を確保していなければならない現状の中で、関わる人の選別には気を遣わざるを得ません。

医学部はちょっと特殊な世界で、医学部（医学科）入学者は卒業し、国家試験に合格して医師になります。医師国家試験の合格率は90％。入試の合格者≒医師数となります。これは法学部出身者が皆法律家になるわけではないことと対照的だといえます。

法科大学院は法曹人材を医学部と同じように入学者で決めようとしたと解釈していま

すが、あまりうまくいっているように思えません。

ともかく、医学部入学者が医師にほぼなる特殊性が、差別入試を許容してきました。

しかし、だからといって入試を就職試験のような感覚で行ってはいけません。公平、公正であるとの前提でやっている試験なのです。日本にも様々な差別がありますが、年齢差別だけは公然と行われています。そしてそんなの当たり前だよね、という人々の考えがそれを後押しします。

新卒一括採用も、定年も年齢差別以外の何者でもありません。けれど、皆当たり前だと思っています。このような社会で、リスキリングなどあったものではありません。女性差別に比べ、多浪差別が話題にならない現状。理想と現実の間の中で、難しい問題ではありますが、あらゆる差別には反対しなければなりません。「コスパ」が全てというのなら、医師は全員AIとロボットがやれば良いということになります。

その一方で、現実も変えていなかければなりません。若者、男性が優先される医学界の現状は、例えば何らかの形で障害を負ったとき、生きていくことができない弱肉強食の社会です。それで良いのか。良いわけありません。

浪人差別から見えてくるものは、この社会が抱える闇です。

医学部の「学閥」のホント

ツイッターを見ていると、日夜「学歴マウント」合戦が繰り広げられています。

特に医学部の「序列」話は盛り上がります。マウント合戦はいわゆる偏差値の序列で行われていることであり、いわゆる「シグナル」（自分が優れているかを示す）に過ぎません。

その辺りは劣等感やプライドの話で、それが重要ではないとまではいわないものの、単なる気分の問題であり、気にしなければどうにでもなります。実際に医学部の「序列」が医師としての人生にどう影響を与えるかということのほうが重要です。

果たして医学部の序列や学閥は存在するのでしょうか。

「医師はインテリヤクザ」と揶揄されるほど仲間意識が強いです。何に仲間意識を持つかといえば、それは出身大学に対してです。実は若干違っていて、忠誠心を誓うのは、大学の医局に対してです。内科や外科という大雑把な括りではなく、特定の大学の循環器内科や心臓血管外科などといった診療科が忠誠心の対象となります。それは武士の「御恩と奉公」みたいなもので、医局は労働力を差し出す代わりに勤務先、スキルアップのカリキュラム、学位取得などキャリアパス含め面倒を見てくれます。

なお、いろいろな病院にある常勤医師の控え室も「医局」といいますが、ここではその話はしません。混同しませんように。

大学の医局では、当然その大学を卒業した医師が多いものの、他の大学を卒業してから入ることも可能です。いわゆる「入局」です。多くの場合、勤務したい土地の大学医局に入局します。いわゆる旧帝大をはじめとする有力大学が中心市街に多く立地するため、どうしても「弱小大学」出身者が有力大学の医局に入るケースが多いのですが、居住地域や有名教授に憧れて移動するケースもそれなりにあります。そういう意味で機会は開かれていますが、入局後は若干扱いに違いが出るようです。

あくまで伝聞的な話ですが、たとえば京都大学や東京大学の医局に入ると、有力な関連病院には自校出身者が「派遣」される傾向があり、他大を出て入局した人が地方の病院を転々とするといった話は聞いたことがあります。

また、自校出身でも、多浪や再受験などで入った人も、都会から離れた病院に「派遣」されることがあるといいます。これは再受験で「鉄門」、東大理3に入って医学部を出た人に聞いた話。これは実力、ポテンシャルを見ているのか、身内贔屓的なものなのかは判断が分かれるところではあります。

なお、ここで括弧をつけて「派遣」と書いたのは、労働者の派遣は、本来は厚生労働省の許認可が必要であり、自分の医局に所属する医師を関連病院に勤めさせるのは、あくまで本人や病院の自主性によるものという建前があるためです。医局からの医師派遣は、あくまで「バーチャル」なものであり、本当に派遣しているわけではありません。

卒業生や医局員が勤務しており、人事的に医学部の講座（外科とか内科とか。いわゆる医局）の意向を受けて医師が勤務する病院を関連病院といいます。「関連病院」の定義は明確なものではなくて、卒業生が勤務しているわけではありませんが、要請を受けて医師を派遣することもあり、結構曖昧だったりします。

あと、病院全体がある大学の関連病院というところもありますが、科によって違うということも普通にあります。

この「関連病院」の数は、旧帝国大学など古い大学になればなるほど多い。東大や京大などは、広域に関連病院を持っています。中国地方の岡山大学などは圧倒的です。中国地方から四国まで、病床数の多い病院の多数を関連病院にしています。

ちなみに私の出身の神戸大学は、戦中にできた大学で、すでに80年近い歴史がありますが、近畿には京大や阪大、京都府立医大そして岡山大学など、より長い歴史を持つ大学があるため、兵庫県を中心とした比較的中規模病院が関連病院の大半で、数も比較的少ないといわれています。それでも数十はあるので、困ることはないようです。

ところが、私が8年近く勤務していた近畿大学には、関連病院はほとんどありません。分院である近大奈良病院などに限られています。もちろんそれでは困るので、他の大学出身者が主体の病院に頼み、医師を派遣させてもらったりしています。

最近一部の病院に元教授などを勤務させて、病院全体を関連病院にしようとしていると聞きます。

関連病院が少ない場合は、他の大学の医局に入ることが選択肢になります。

こうした人材派遣機構としての医局ですが、近年弱体化しつつあります。それは2004年から始まった新臨床研修制度の影響です。マッチングにより市中の病院でも臨床研修ができるようになり、研修修了後もそのまま市中病院に勤務し続ける人たちです。私の知人にも、特定の大学の医局とは無関係に勤務する病院を決め、仕事を続けている人たちが多くいます。

そうなると、出身大学や医局などの「学閥」的なものの影響は弱まります。もちろん同窓意識がありますので、たとえ医局に所属していなくても、病院幹部と出身大学が同じ、初期研修をその病院でやったといったつながりがあれば就職しやすいとは思いますが、医師不足の状態だと、一部の有名大病院を選ばなければ、学閥とは無関係に採用されることも多くあります。

大学医局の功罪

2004年の新臨床研修制度導入以降、研修病院を自ら選び、医局に属さずやっていく人も増えました。

ただ、それにともなう弊害も生じています。

1つは医局に属さず病院を転々とする医師たちの質の問題、もう1つは、医局に属さない医師が後ろ立てがないため「雑」に扱われる問題です。

医局に所属しない医師を雇ったところ、医療事故が頻発してしまったという問題がありました。以下新聞記事を引用します。


男性医師は医局に属さないフリーの医者で、赤穂市民病院の医師募集に自ら応募してきたという。ある市内の医療関係者は「中途採用する場合は、前任の病院に技能や経験、勤務態度などを聞き合わせる。まして、医局に属していないのなら、慎重に調査した上で採用するかどうか判断するのが当然」と話す。

取材では、男性医師の前任地は京都府内の病院だったことがわかっている。被害患者の家族は医療過誤の後になって男性医師を知る医療関係者から「術中の止血ができない」「手術をさせるレベルの手技ではない」「(手術を) 大根切るくらいにしか思ってない」などの評判を聞かされたという。

赤穂市民病院は男性医師の採用を決定する際、どこまで技能や経験などを確認、調査したのか。把握せずに採用したのであれば調査不足の批判は免れないし、把握した上で採用したのであれば、なぜそのような医師に手術を任せたのか。いずれにしても、病院の落ち度は否めません。

（2021年12月31日　赤穂新報「《市民病院医療事故多発》あまりに多い問題点（上）」より引用）

私がかつて勤務した病院で発生したことなので心が痛みます。ともかくこのニュースは、医局が医師の実力を保証するものだということを逆説的に示しているといえます。

医局の「御恩」には「身分保証」があるということでもあります。

同じ病院にいるのに医局所属者ばかり優先され、医局に所属していないと雑に扱われる問題。逆にいえば医局が所属者に優先的に経験を積ませるということでもあり、これも「御恩」の1つです。

とはいえ、「奉公」は時に理不尽な要求になることもあります。来週遠隔地の病院に勤務せよ、といった無茶な要求などです。また、医局が「弱い」と条件の良い、経験が積める病院に行けません。

某大学では、すぐそばにある有力病院の多くは他の地区の有力大学の関連病院なので、その大学の医局に所属すると勤務できないといいます。だから、その大学出身者が有力大学の医局に入ってその病院に派遣されることを目指すというケースが結構あるといいます。

神戸も似たようなものです。神戸の病院、例えば中央市民病院や西神戸医療センターなどは、主に京都大学の医局から医師が派遣されています。

ただ、病院の全てが京大から派遣されているわけではありません。医局と病院の関係は診療科ごとであるケースが多い。たとえば中央市民病院の病理診断科は神戸大との関連があります。

病院によっては2つの大学の医局から派遣されている診療科もあります。病院長を輩出する大学の影響力が大きいとはいえますが、近年は医局に所属しない医師が増え全ての診療科を1つの大学からの派遣でまかなえないケースも増えてきて、医局と病院の関係はなかなか複雑です。

医局に属さない医師も、長く同じ病院に勤務すれば実力がわかります。学会等で実績を重ねていけば、キャリアアップもできます。医局、学閥が全てではありません。

医局に所属しても、思考停止に陥らず、自らのキャリアを自分主導で切り開いていくことが重要になっています。

大学にも「学閥」はある

当たり前の話ですが、大学を新設する際は既存の大学から教授などスタッフを集めます。初期にスタッフを送り込んだ大学の影響力がしばらく続くことになります。

神戸大学の場合は、京都大学から教授が採用されることが多かったので、初期の数十年間京大出身の教授が多かったです。ノーベル賞候補にあがり、学長にもなった西塚泰美氏（故人）などが代表です。京大の総長にもなった井村裕夫氏も、一時神戸大教授を務めたのち、母校京大に移りました。このため、神戸大が京大教授になるための腰掛けと呼ばれていたこともあったようです。こうした学閥支配的なものは、次第に薄まってきて、今、神戸大には京大色はありません。

一方、近畿大学には強い学閥があります。医学部開設が50年弱前と、比較的新しいこと、開業医になる人が多い大学ということもあり、現在も教授は他大学出身者が多いのです。

近畿大学の教授人事に強い影響があるのは、京大、阪大です。神戸大も少し影響があるのですが、影響は弱いですね。そして少し前までは東北大も影響が強くありました。初期に東北大出身の教授を採用したからです。このほか熊本大の影響もあります。

開業医にも学閥が

お気付きの方もいるかもしれませんが、開業医にも学閥があります。クリニックの時計や鏡に「〇〇大学△△科同窓会」などと書かれているのを見ますが、学閥を示しているのです。

大阪南部で開業医をされている神戸大出身の方から伺ったのですが、大阪南部の開業医は近大出身者が圧倒的なので、肩身が狭いしやりにくいのだといいます。開業医の世界は私とは無縁なので、深くは突っ込めないのですが、開業する地区によっては関わりがあるようです。

学閥をめぐる問題がときにニュースになることもあります。滋賀県の私立大津市民病院で医師が大量に退職するという「事件」がありましたが、これなどは京都大学と京都府立医大の間の関連病院の奪い合い、いわば「城取り」が原因。こうしたことは時々あります。

城をめぐる合戦はこれからもあるでしょう。しかし、合戦の指揮は大名に任せて、医師としての研鑽を怠らなければ道はあります。さっさとどこかに入ってしまい、しっかり勉強、研修すれば、どの大学出身だっていいはずです。

以上、医学部の学閥について、私の身近な範囲で触れてきましたが、最後に言いたいことは、特にフリーランスの病理医にとっては、学閥を意識することなど皆無だということです。病理医は数が少ないこともあり、出身大学に関係なく採用される傾向があります。重要なのは、出身大学ではなくて、どのような業績を出せたか、仕事がきちんとできるのかです。

医学の帝国

研究の世界における医学部の存在について考えてみます。生命科学の分野で、医学部出身者は「主人」のように振る舞っています。

理学部から医学部へとやってきた私ですが、同じ生命科学の研究をやっているのに、そのカルチャーはだいぶ異なっていました。生命科学もある程度は上意下達の傾向が強いのですが、医学部はさらに強烈で、教授は絶対、逆らっても意見を言ってもいけないという文化には戸惑ったものです。

医学部にも理学部や農学部、薬学部卒の研究者が働いています。医師ではないという意味で、「non-MD」と言われます。基礎系ではnon-MDの教授がいたりします。医学部でも研究自体は理学部や農学部でやっていることとさほど違っていない部分もあるからです。手法は共通しています。違いがあるとすれば、研究が少なくとも将来的には患者さんの治療に役立つことを目指していることです。

ともあれ、同じようなことをやっていて、ときにnon-MDの研究者の方が研究手法や業績が優れていたとしても、医学部内ではnon-MDはＭＤに従属しており、発言権がないことも多いです。

なぜか。それは医師免許の存在が大きいからです。医師免許を持った研究者は、たとえ基礎研究ばかりやっていて、患者さんを診療したことがないとしても、医学部で学び、国家資格を得たことに強いアイデンティティを持ちます。

そして医学には権力とお金が集まる。政治的に力を持つのです。例えば医学部を持つ総合大学の学長の多くが医学部出身であることを見ればよくわかります。附属病院の収入と職員の数というパワーで、総合大学のトップに君臨してしまいます。

同族意識、権力と金、政治力。これこそが医学部及び医学部出身者を特権階級たらしめ、他の学部や医師免許を持たない研究者に高圧的に振る舞う「医学の帝国」ができるメカニズムです。

だから医師免許がないnon-MDを、「なんだかんだ言っても患者さんのこと知らないよね」「病気のこと知らないよね」と見下したりします。

医師の教授のもとで働く非医師の研究者たちが、あたかも奴隷のように扱われ、成果を強要され、雇止めされていく姿を何度も見ました。

こうした中、学問としても医学が優位に立ち、たとえばショウジョウバエを使った研究を「なんの役に立つのか」と見下したり、ましてや植物の研究など存在価値がないと思ってしまいます。

まだ生命科学という学問のうちならいいのです。そうした意識のまま総合大学の学長になれば、人文社会科学系などの学問にも医学部と同様の評価軸を持ち込み、役に立たないならなくしてしまえ、と高圧的に出ることもあります。

研究不正、製薬メーカーとの癒着、学長の大学私物化……。いろいろな大学で起こるこうした問題は、医学部内部の問題が全学部に発展する、いわば「医学部化」によって起こっているのではないでしょうか。

私は2つの文化、理学部と医学部を「越境」したので、こうしたことがよくわかるのですが、ずっと医学部にいる人たちにはわからないかもしれません。

こうした状況をどう変えればいいのでしょうか。正直いって答えが見つかりません。私はこうした医学の帝国から追い出され、「辺境」で細々と生き抜く人間です。医学界を変える力など持ちようがありません。

ただ、声を出すことを諦めてはいけないと思っています。たとえ1ミリでも前へ。行動し続けようと思っています。

フリーランス病理医が見た医学部

どんな業界も外から見たら独特のところがあると思いますが、はからずも多様な経験をして内部に「潜入」した私の目から見た医学部の独特さを考えたいと思います。

やはり医学部といえば、代々医師の家系出身の人がいることが特徴と言えるでしょう。代々とまではいかなくても、親が医師なんて人は掃いて捨てるほどいます。

親兄弟姉妹全員医師なんて人もいます。私が聞いた中で、一番すごいなと思ったのが、兄弟姉妹全員京大医学部卒という人です。きょうだいできょうだいへ。まあ今は兄弟姉妹全員東大理3に行った佐藤家がメディアに出る時代ですから、珍しくもなんともないのかもしれません。そこまでいかなくても、兄弟全員医師なんて人はザラです。

親が教授で、授業の後お父さんに質問している学生の姿も目撃したこともあります。忙しいから授業でしか親子の交流ができないのかなと思ったりしたものです。

病理医は比較的「世襲」が少ない分野だとは思います。継ぐべき病院もないし。けれど、いるんだなあ。親が有名病理医の子供という病理医が。

昔は親が医師というのは羨ましいな、と思いましたが、今は職業選択の範囲が狭くて大変だなあと思います。

医学部の偏差値が上がるにつれ、学生のバックグラウンドは似通っています。中高一貫の進学校や、地元の公立トップ高などの出身者が多数派になるのです。神戸大学で言えば、甲陽学院高出身者が多いです。灘高は地元ですが、成績のよい生徒は、東大、京大、阪大の医学部に行ってしまうので、少ししかいませんでした。それはともかく、全国的に有名な進学校出身者は多いです。

近畿大学もやはり進学校出身者が多く多様性は乏しかったです。関係しているとも思いますが、お金に困っていない人が多い。ある時、毎月の小遣いはお札が立つほどもらうという学生の話を聞いて絶句しました。それゆえか、若干貧困など社会的問題への感度は低いように感じました。

高校カルチャーの延長

医学部の教科書はやたら高いです。まあ、どんなに売れても全国で1学年1万人程度ですから、そうなるのでしょう。このため医学生は教科書に数十万円以上は使っている人が多いと思います。

医学部の講義はカリキュラムがタイトなこともあり、選択の幅が極めて乏しいものです。選べるのはせいぜい低学年の語学くらい。あとは高学年の選択実習でしょうか。

私は東大入学当初に少人数ゼミなどで自分の専攻とは関係ない科目を選択して楽しん

だ思い出があるので、ちょっとかわいそうかなとも思います。

皆が同じ授業を受けるのは、まるで高校の延長のようです。それもあって、学生が受け身というか、幼い印象があります。批判精神をなくすことにもつながっているのではないかなとも思います。

そもそも医学部の多くは他学部とキャンパスが別になったりしています。同じキャンパスであっても、他学部の人たちとの交流が難しいことが多いのです。

それゆえ、医学部は医学部だけのサークルや部活動があったりします。運動系の部活は「東医体」「西医体」に全精力をかけます。これは東西の医学部のみの部活の大会で、この大会に出るために授業を休むことさえあります。以前は教員も「仕方ないね」という感じでした。さすがに最近は許されなくなってきましたが。

密な人間関係

私は学士入学者だったこともあり学生時代は全く気がつかなかったのですが、のちに近畿大学の教員となって、学生たちのかなり濃密な人間関係に気づきました。

特に恋愛関係がなかなか濃密です。100人強の若い男女が同じ授業、実習を受けるうちに、そりゃ恋心も生まれます。ただ、狭い集団なので、くっついた、別れたと、いろいろ影響を及ぼすことがあるようです。元カレ、元カノ云々みたいな……。恋愛のみならず、ケンカなどあったら、なかなか逃げ場がないでしょうね。

同じような経験をした人が、医師国家試験という共通の目標に向かうことで仲間意識を高めていきます。

理学部から来た私からみると、こうした密な人間関係は自主性が乏しい一方、狭い人間関係による一体感があります。これが医学部卒以外は排除するという「ウチ」「ソト」意識を生んでいるようにも思います。

上意下達、先輩後輩カルチャー

人の命に関わる職業である医師は、ある種軍隊のようなカルチャーを持っています。

勝手なことをすると人が死ぬので、上位者、指揮官に意思決定権を委ねる。だから、上の言うことは絶対ですし、逆らわない、逆らえません。

先に述べたように、人間関係が濃密というのもあるので、例えば特定の大学出身者ばかり勤務するような病院では、部活の先輩、後輩といった人間関係が存在します。だからこそ、逆らいにくいし、意見も言いにくいのです。

上位者に人事権や資金等の配分の権力が集中することも、このカルチャーを強化します。逆らわなければポストやお金で優遇される可能性があるため、逆に言えば逆らえば干される可能性があるため、上意下達は強化されます。

このように、出自が似通った若者が、閉じた環境、人間関係の中で6年間を過ごし、医師になります。それは医療にとっては利点にもなります。気心の知れた人たちが、トップからの指示のもとチーム一体となって医療にあたることができるからです。

上意下達、強制力は、例えば僻地などへ人材を配分することにつながっていたと思います。

一方で欠点もあります。異質なものを認めない多様性のない排他的な組織の中、医師でない人を排除したり見下したりしてしまいます。

自己決定権が行使できないまま過ごし、上位者の命令で動くので、主体性を育むことができません。上位者に意見を言うことができず、不正が見逃されてしまいます。

利益相反に疎いのもこうした閉じたカルチャーが原因の1つのように思います。

私自身、知らずにこのカルチャーに反するような言動をし、研究室追放や脅迫といった目に遭っています。特に、研究不正に言及するようになって以来、医学部カルチャーからの「はぐれもの」として認識された感はあります。

研究手法は学ばない

医学部には卒業研究や卒業論文はありません。卒業試験があるだけです。この卒業試験は科目も多くなかなか大変なのですが、いくら大変でも受け身です。

自らの考えで調べて書くというトレーニングをほとんど積むことができません。

もちろん、基礎医学の研究室で研究ができる時間をカリキュラムの中に入れている大学も多いですが、あくまで選択科目なので、全員が受けるわけではありません。

どうもそれが、医学部出身者の研究に影響を与えているようにも思います。教授が論文を書いて、大学院生がデータ取りマシンになるとか、やたらと研究不正を繰り返す研究者が出現するとか。最初からストーリーありきの研究をするのもそうかもしれません。

医学部を変えられるか

このように、医学部には様々な独特さがありますが、そうした独特さ自体が悪いというわけではありません。厳しいトレーニングは必要ですし、仲間うちの結束は悪いことではありません。

問題は、こうした独特さが問題を起こす時です。陰謀論や異端にはまる医師は論理的な思考、問いの立て方ができておらず、問題を俯瞰することができないように思います。

多様性の乏しさは、入試の差別事件につながっていると思います。SNSでインフルエンサーとなった医師の極端な言動、視野の狭さも、この多様性のなさが関わっているように思います。

こうした諸々が、医師になった後の経験を加味して、医師の「全能感」を生み出していると思います。卒業後、さまざまな職種の人に頼られたり、製薬メーカーから接待されたりすることで、さらに「特権意識」が生まれます。

全国の大学で医学部出身者が学長になっていますが、これが大学の私物化など諸問題につながっているようにも思います。ハラスメントなどにも特権意識が関わっているかもしれません。

学士編入学や再受験で医学部に入った人たちは、本来こうした状況を変える「触媒」としての働きが期待できるはずです。しかし、深く根を下ろしたカルチャーを変えるのはなかなか手強いことで、その立場にある私としては忸怩たる思いです。

臨床研修におけるマッチング制度は、権限を多く持つ大学医局の力を削ぐ目的もあったと思われますが、医局の力が落ちた結果、都市部や負担の軽い科に人材が集中するといった「副作用」をもたらしました。

問題はなかなか解決できないし、急に変えると副作用も考えないといけません。簡単な問題ではありません。それでも、歩みを止めてはいけないと思います。

大学病院には珍しい症例が集まる

大学病院。白い巨塔、悪の巣窟、権威主義……。得体の知れない恐怖というイメージがあります。一方、信頼のおける病院、最先端医療を行う病院。かかれば安心、何はなくとも大学病院。こうしたプラスイメージも存在します。不思議な存在です。

とはいえ、医師の誰もが、少なくとも医学生時代は医学部附属病院で実習を受けた経験がありますし、医学部の教員は附属病院のスタッフをかねているところもありますから、関わりを断つことはできません。

というわけで、病理医にとっての大学病院の雑感を綴ります。

私は自分の出身の大学病院と、職場として経験した大学病院の2つに所属したことがあります。1つは国立大学の附属病院。もう1つは私立大学の附属病院。

分院も含めたら150以上ある大学病院の全てを知るわけではありませんので、あくまで私目線と思っていただけたらと思います。

大学病院は特殊です。大学病院には一般の病院から患者が集まってきます。自主的に来る人もいれば、関連の病院から紹介されてくることもあります。

いま厚生労働省はかかりつけ医の普及、病院の機能分化を推進しているので、紹介状なしにいきなり大学病院を含めた大病院を受診すると初診料が多くかかります。結果として近隣の病院から、比較的珍しい病気が集まってきます。もちろん大学病院によって得意分野が違ったりするので、あらゆる珍しい病気の患者が来るわけではありませんが、一般病院では滅多に経験できない病気の患者がいます。

しかも大学病院にはあらゆる診療科が存在します。ここが一般病院とは違います。

たとえば私は胎盤の病理が好きですが、分娩を取り扱っていない病院に勤務していたときは、当然1件も診断することはできませんでした。

病理医が勤務する規模の病院は300床以上あるところが多いのですが、それでも特定の診療科がない病院はあります。

病理専門医を目指す若手医師にとっては、やはり満遍なく症例を経験しなければならないし、稀でも知っておかないと困る病気もありますので、大学病院で研修を始めるのが良いということにもなります。

とはいえ、珍しい病気が集まってくることと裏腹に、一般病院では当たり前の病気の経験が乏しくなる傾向があります。臨床科では「大学病院では風邪はみられない」などといわれるわけですが、これを病理医に当てはめると、たとえば婦人科細胞診はあまりみない、などというがそれに相当するのかもしれません。

もう1つ、大学病院に所属することで問題になることがあります。大学病院は所属する病理医の数が多いのと、稀な病気が集まってくることもあって分業体制が敷かれることが多い。すると、ある特定の臓器の病理診断に特化してものすごくできる人が現れるが、他の診断はダメということになります。

また、得意な人が得意な臓器をみてしまうので、その病院では○○が有名、などという看板分野があったとしても、その他の病理医はその臓器が不得意になってしまうということもあります。もちろんそのあたりの弊害をなんとか軽減しようとして、各大学ともローテーションなどを行おうとしています。

新しい専門医制度ができて以降、満遍なく基本的な症例を経験できる体制が求められているため、大学以外の病院での研修がカリキュラムに組み込まれるなど、昔よりは配慮がされているといえます。

これは私より研修開始が一年遅い人たちから導入されたのですが、病理専門医研修手帳で経験症例の管理がされています。これにより、何が不足しているのかがわかりやすくなりました。とはいえ、それでも病理医に得意不得意分野が出てきてしまうし、研修が終わればキャリアパスもわかれていきます。

大学病院に所属するには、少なくとも1つの分野に尖ったものを持っていなければダメですし、論文も書かなければならないから、どうしても大学病院の病理医たちは「一点豪華主義」の傾向が強いように感じます。それはずっと大学に勤め続けるなら問題はありませんが、一般病院に勤める場合に問題が生じることがあります。

卒後臨床研修制度は賛否両論

２００４年から、医師の卒後臨床研修制度が導入されました。医師になるには医学部を卒業後2年間の研修修了が不可欠という制度です。これは医師、医学界にとって非常に大きな制度変更でした。

これ以前、病理医の多くは医学部卒業後に医学部の基礎医学部門に属する病理学教室に大学院生として入り、研究をしながら病理診断のトレーニングを積んでいました。

だから、臨床経験が全くなく、基本的な救命救急処置もできなかったりします。もちろん例外はあり、一部の病院では学位とは関係なく病理研修ができましたし、臨床経験を積ませるカリキュラムを持つところもありました。

この卒後臨床研修、賛否両論があります。賛成論は、どの科に進む人でも基本的な臨床に関する手技を学びますから、たとえば飛行機の中などで急患が出て、「どなたかお医者様はいらっしゃいませんか」とアナウンスがあったとき、対処ができます。飛行機の中でできることなど限られるのですが、現場は飛行機の中だけではありません。昔、ある病理医の集まりで急に意識を失った人がいました。隣りにいた臨床検査技師さんが、「ドクター！」と叫んだのですが、誰も近づこうとしません。これはいかんと思い、私が駆け寄り一次救命処置の手順に沿って対処を開始しました。私の体が動いたのは、臨床研修を受けていたからであり、まさに研修様々という場面でした。

ほかにも研修には良いところがあると思っています。臨床研修では、内科、外科、麻酔科、産婦人科など、重要な診療科をローテートします。

臨床研修は、病理組織を出す側のことがわかる貴重な機会でしたので受けてよかったと思っています。あんなに苦労して組織を取っているのに、わかりませんでは怒るのもわかります。

反対論は、たかだか数カ月程度では「お客さん」になってしまい、見学だけになる、学生時代の臨床実習の繰り返し、やりたいことが決まっている人には遠回り、研修病院を選べるため大学病院に所属する人が少なくなったなどいろいろあります。万人が納得する制度をつくることの難しさを感じます。

臓器を決めるとキャリアが決まる

卒後臨床研修が終わると、専門の科を決めた人は専門医を修得するための研修を開始します。２０１８年4月から専門医制度が変わりました。たとえば病理専門医になろうと思ったら、大学病院を中心とする一部の基幹病院の研修プログラムに所属しなければなりません。これが結構限られており、例えば近畿地方では16病院（プログラム）からしか選べません。うち14病院が大学病院であり、一般の病院も協力病院として大学病院をプログラムの中に組み込んでいます。

口の悪い人は、新しい専門医制度は大学病院に医師を回帰させるためのものだともいいます。真相は不明ですが。病理医に限って言えば、大学病院以外で定められた症例を経験するのは難しいのかなと思います。ともあれ病理医になるならば、現状では大学病院は避けて通れないものになっています。

問題はその後です。研修が修了し専門医になれば、キャリアは分かれていきます。大抵の場合、病理医は専門の臓器を決めることになります。理由はいろいろあるでしょう。

診断しているうちに興味が湧いてきて、もっと診断したいと思うようになるというのもあります。病理診断ではあらゆる病気を診るので、その守備範囲は広大になります。どうしても得意、不得意が出てきます。それで婦人科とか消化器とか、好きな臓器を多く診ることができる病院に勤務することになります。

実はどの臓器、あるいは病気を選ぶかで、その先の道が大きく変わります。消化器など、どの病院にもある臓器の症例数が多い病気を専門にすれば、勤務する病院の選択肢は広くなります。ただ、そういう臓器を専門にする病理医は多いので、業績を出すという意味では競争が激しくなかなか辛い。

一方、比較的稀な病気を専門にすると、ライバルが少ないのもあって、早く頭角を現すことができます。しかし、専門家であり続けようとすると、稀な病気に遭遇しやすい病院にしか勤務できなくなります。

日本では病院が集約されておらず、たとえ特定の臓器、病気の専門家になったとしても、専門外の病気の診断もしなければなりません。そういう意味で、日本の病理医は概ねジェネラリストではあります。専門を極めた病理医からなんで専門の臓器ばかりみられないのかと嘆く声を聞いたことがあります。

でも、専門性が強くなりすぎると、逆に行き先が狭まるという矛盾もあります。病理医たちはこの矛盾の中で、スペシャリストとジェネラリストのどちらに軸足をおくか、折り合いをつけてキャリアを歩んでいるのです。

切っても切れない病理医と大学病院

前述の通り病理専門医を取得したのちはキャリアが分かれます。ある病理医はそのまま大学に残り、専門臓器を持ち、論文を書きながらキャリアを積んでいく。こうしたキャリアを歩んでいる人は、大学間で移動することが多くなります。大学のスタッフとして移動しつつ、最終的には教授になることを目指します。

一方、大学を出て一般病院に勤務する病理医がいます。基本的には病院での診断を生業にしていくのですが、数はこちらの方が多いです。臨床医は数年ごとに病院を転々とすることが多いですが、病理医は比較的長く1つの病院に勤めることが多い印象です。

とはいえ、完全に大学病院と関係が切れるということは少なく、大学病院に所属する若い医師を受け入れ、教育にかかわったり、難しい症例の意見を聞きに行ったりとつながりを持ち続けます。大学が中心となって病理診断の勉強会が開催されることもあり、何かと大学病院は中心として存在しています。

複雑なのが、大学には大学病院の病理診断科のほか、基礎部門に病理学教室などといわれる研究主体の病理部門があることです。研究主体の病理部門は、２０００年代頃に統廃合が進みました。まさに平成の大合併です。このころ国立大学が法人化されるなど、いろいろな動きがあり、生化学、生理学、病理学など複数存在した研究室が1つに統合される動きが、国公立、私立を問わず、全国に広がりました。

統合前の複数の病理部門がそれぞれ独自の病理医教育システムを持ち、独自の関連病院を持つことも多くありました。専門医制度改革で独自の教育システムはなくなったものの、独自の関連病院は残っているようです。

同じ地域の中に同じ大学の別の病理部門の関連病院が存在するという複雑な状況。しかも、病理部門が統合されたとき、基本的にはどちらかがどちらかを吸収合併するというのが常だったので、吸収された側の病理部門の関係者はつながりを持ち続け、独自のネットワークを形成することもあります。いわば本城が落城したのに砦や支城が残って抵抗を続けているようなものです。

この例が示すように、大学病院は地域を支配する大名の本城であり、各病院は領国内にある国衆の城だと考えるとわかりやすいと思います。

領土の境界にある国衆は、ときに別の大名の配下に入ったりします。国衆と大名の関係はある程度は流動的であります。先述した城の取り合いです。

国衆に仕える武士は、大名配下のものが派遣されることもあれば、独自に採用することもあります。それが医局に所属しない医師で、まさに浪人みたいなものです。

病理医の人材育成にも、領国支配にも大学病院はなくてはならないものです。英語では教育に携わる病院を教育病院、すなわちティーチングホスピタルといいます。他の科では地域の大きな病院が、ティーチングホスピタルとして大学病院並みに人材育成できますが、病理医育成では専門医プログラムを立ち上げることができるごく限られた病院しかそれができません。病理医にとっては、切ろうと思っても切れないのが大学病院なのです。

診断コストを気にしない大学病院

医学部と大学病院の病理部門が一体化しているようなところでは、研究をより重視し、診断はいわば「アルバイト」みたいな形にしているところもあります。こうした大学病院は、私のようなフリーランスから見ると、いろいろ思うところがあります。

診断のレベルとしては、非常に優れた人がいます。難しい症例のコンサルテーションができるような人は、少なくともその領域では一般病理医を圧倒します。それはそうでしょう。大学病院にはめずらしい病気が集まってくる上に尖ったものがなければなかなか大学に残れないからです。

それと同時に、他の臓器の診断能力も高い人がいます。オールマイティな病理医たちには尊敬の念を禁じ得ません。大学病院は地域の病理診断を担う教育病院なので、そうでないと困るという面はありますが、やはりよく勉強されているな、と思います。

一般病院との差を感じるのが免疫染色、特殊染色、遺伝子検査など、いわゆる「コンパニオン診断」をふんだんに、コストを考えることなくできることです。一般病院と大学病院を行き来する中で、ここは大きな違いだなと痛感しています。

大学ではちょっとした診断でもどんどん免疫染色などをします。それが大学の利点だともいえます。これが一般病院だとコストをかなり気にする必要があります。診療報酬の申請がはねつけられた（請求先の健康保険組合からお金を支払ってもらえない）などというデータも突きつけられ、必要最低限に済ませるべきという圧力がかかりします。

検査センターでは、病理医が必要だと判断した染色さえ拒絶されることがあります。そもそも免疫染色も、大学病院ではふんだんに種類を揃えていますが、一般病院では限られていて、全て外注するところもあります。このように大きく環境の差があります。

あと、大学病院に限りませんが、病理医が多くいる病院では、ワークライフバランスが確保しやすい。子育てなどもやりやすいという声が聞かれます。バックアップ要員がいるのは非常に大きい。これが一人病理医だと、休むこともままなりません。コロナ禍で学会がオンライン、あるいは現地とオンラインのハイブリッドになったのは非常にありがたいですが、子供に急に熱が出たなど、不測の事態にはなんともなりません。

そして、これも大学病院だけではありませんが、複数の病理医がいることで、コンサルテーションするまでもないけれど、ちょっと悩むという症例の意見を聞くことができます。現在私はフリーランスで、他の病理医と会話することさえほとんどない状態なので、大学病院時代の環境がいかに恵まれていたかわかります。学術論文を読むことができるといった環境も大きなメリットでしょう。ただ、最近購読料の高騰で大学でも論文が読めなくなってきているので、今後はどうなるかはわかりません。

ただ、もちろん大学病院にいるデメリットもあります。論文を書くことが義務なので、研究に時間を割かなければなりません。もちろん一般病院でも論文を書くことができますが、実験が必要な研究はなかなかできないですし義務とそうでないのでは大違いです。

このほか、これはメリットでもありますが、診断、研究、教育と複数の仕事を行わなければならないのは大変です。私も大学病院にいた時代、これはしんどいなあと思う場面が多々ありました。診断に集中できる一般病院も悪くないなと思った次第です。

格式をとるか収入をとるか

大学病院に所属する病理医と一般病院に勤務する病理医の違い、次は給料です。大学病院は文部科学省の傘下にありつつ、医療行為は厚生労働省の傘下にあるという二重支配の中にあります。大学病院に勤務すると、教員は大学の教員になり、その賃金体系に組み込まれます。となると、医師の賃金水準では給料が安すぎるという事態が発生します。もちろん他学部にとってはそれが普通なので、贅沢な話ではありますが、業界最低水準なのが大学病院の教員です。

では教員でない「医員」みたいな人たちはどうなるかというと、非正規雇用の賃金となり、時間給となります。これも他の学部から見れば十分なのですが、医師の水準から見たら安いということになります。

研修医の時は厚生労働省から補助が出て、月30万円ほどというのが相場だと思いますが、研修医を修了すると、補助がなくなるのでガクッと減ります。研修医を終えて専攻医になった時、私の手取りは15万円でした。さらに、学費を払いながら大学院生をする人がいて、こうなるとお金の面では無給になってしまいます。

数年前、全国の大学に無給医がいることが明らかになりました。外科医で小説家の中山祐次郎氏によれば無給医には3種類あるといいます。

1　「勉強したいから無給」医

2　「大学院生で無給」医

3　「医局の都合で無給」医

一番問題だなと思うのが、中山分類3の医局の都合で無給医をやっている医師です。このタイプが人数としては一番多いかもしれません。こちらは、医局が「大学病院に有給職として雇えるのは○人」と決まっており、しかしそれでは人手が足りないため無給医として大学病院に勤務させるというもの。

そんなひどい話があるのか、それなら医局を辞めればいいのでは、という声も聞こえてきそうです。が、やはりアルバイトで生計がある程度立ってしまうのと、医局を辞めることは大学病院医師としてのキャリアを失うことになるので決断がしにくい。さらには医局の人間のつながりがあり、「人助け」が信条の医師はついその立場に甘んじてしまうこともあるでしょう。また、大学病院でしかできない病気の治療や高度な治療、そして稀な病気の治療や研究に携わりたい人もいます。

キャリアを人質に、無給であることを要求されるというひどい状況。なかなか「だったら辞めればいいではないか」とは言いにくいのです。

無給医問題は大きな問題になり、政府も動き調査を行いました。労働基準監督署が動いたケースもあります。このように、大学病院はキャリアアップや人間関係などのしがらみを利用して、医師を安く、あるいはタダで働かせるというなかなかひどいところもあります。

中山氏が指摘していた通り、こうした低賃金が永らく問題にならなかったのは、週1回程度のアルバイト、非常勤で充分やっていくことができたからです。病理だと相場は大体一日5万円。他の科では、当直などで10万円を超える科もあるといいます。

私の知り合いには、無給のため月の半分当直バイトをしていた人がいましたが、心と体を壊して辞めていきました。フリーランス医、あるいはバイト医という存在が生まれたのも、こうした非常勤のほうが単価が高いという状況が背景にあります。私たちフリーランス医は、いわば制度の狭間の「鬼子」なのです。

とはいえ複雑な思いを抱くことがあります。大学病院に所属する医師から、たくさん稼いでいいですね、こっちはこんなに安いのに、などといわれることがありますが、だったら思い切ってこっちの世界に来ればいいのにと思います。もちろん、簡単には決断できないのもわかります。

医師の格は、大学病院→一般病院→開業医→フリーランス医であり、収入はその逆です。一度格下に落ちたら、なかなか元には戻れません。下り線は一方方向です。格上に見られるけど安い、縛られる、格下でバカにされるけど高い、裁量権高い。どっちを取るかは人生の選択でもあります。

大学病院との賢い付き合い方

先述の通り、私にとっては切っても切れない大学病院ですが、フリーランス医の中には、医局、大学病院が嫌でたまらなくて飛び出した、人間関係が破綻したことから独立したという人もいます。恨みを深く抱くケースもありますので、そういう人たちは、少なくとも関係が悪化した大学病院には一切立ち入らず、完全に関係を絶ってしまいます。

これは病理医にとって大きな問題です。完全に一匹狼になってしまった時、新しい知識や情報を得る機会が少なくなってしまいます。もちろん一人で論文や専門書を読むことはできますが、バーバルコミュニケーション、耳学問は結構重要だったりします。

フリーランス医は、医局の御恩と奉公システムの範囲外になるので、決して仲間とはみなされませんが、それでもゆるい繋がりは持っていたい。もちろん、利益だけ得る「テイカー」になってはいけなくて、御恩と奉公とは別の意味での利益を大学病院側にもたらさなければなりません。

私の場合は、かつて所属していた2つの大学病院とは、頼まれた仕事はなるべく断らないという形でゆるい繋がりを保っています。

ここで話を変えて、患者さんにとっての大学病院について語ります。大学病院のネームバリューはどうしても大きく、大学病院に行けば適切な医療をしてもらえると思いがちですが、それはケースバイケースです。病理医もそうですが、医師にも専門性を持った「尖った」人たちがいます。全国的に有名で、患者が集まるため、その「尖った」領域では他の追随を許しません。当然その領域にバッチリ当てはまる病気の人にとってはとてもありがたい。

一方で、一般的な病気、患者が多い病気などは、一般病院のほうが強い。手術など、数をこなさないといけない病気の場合、いかに経験を積んだかが重要です。このあたりが大学では弱い。大学には無給でもいい、というくらいたくさん人が集まってくるわけで（大学や診療科によって千差万別ではありますが）、なかなか手術経験が積めないといった嘆きの声も聞かれます。

一般病院では、慢性的人手不足というのもあるでしょうが、少なくとも一般的な病気の手術などは、若いうちから経験が積めますので、そういう意味で大学病院に行くよりは良いこともあります。

多少は緩和傾向にあるとはいえ、大学病院での出世は、論文をどれだけ出しているかが重要とされます。研究主体で業績を積み重ねてきた医師のほうがどうしても人事に強く、大学教員になる確率が高い。それも一般的な病気なら大学病院を避けよう、という理由になります。

とはいえ、自分が一般的な病気なのかそうでないのかなどわからないわけで、だったら最初から大学病院に行ってしまえ、ということになりますが、大学病院に一般的な病気が集まってしまうと、尖った専門性を磨く機会がなくなってしまいます。そこで先にも触れましたが、大学病院や大病院を受診する際、紹介状がないと初診料が高くなるという政策誘導をしています。しかし、かかりつけ医の制度もそうですが、なかなかうまくいきません。病院や診療所の実力が外からは見えにくい不完全な市場ということもあります。いずれも実力が玉石混交なのも事実です。

なかなか解決策が見出せませんが、大学病院をいきなり受診することはやめた方がいいのは事実。せめて最寄りの中規模病院に行っていただけたらと思います。

震災と病理診断室

1995年1月17日、阪神淡路大震災が発生しました。以来、神戸市に住む者として、毎年この日は特別な思いを抱きます。私は震災の時は横浜にいて、震災を経験していません。全くのよそ者として、２０００年に神戸に来ました。震災を経験をしていない神戸市民としてできることは何か。震災を忘れずに語り継ぐことだと思います。もちろん、当事者のように語ることはできません。経験をしていないことを、あたかも経験したかのように語るのは違うと思います。しかし、いわば共事者として語っていくことはできます。

私が学び働いた神戸大学では、震災で大きな影響を受けました。神戸大学が発行した阪神・淡路大震災神戸大学医学部記録誌には、各部署が受けた被害とその対応が書かれています。私がのちに所属することになる病理部の被害について引用します。

標本作成機器・病理検査室は半地下にあり、地上階よりも被害が少なかったようで、薬品瓶等の消耗品はほとんど損害がなかった。むしろ、重量のある機器の損害が大きく、組織作成過程では2台あるロータリーの1台、ウルトラミクロトームが使用不能になったほか、自動染色装置、電顕、包埋機も要点検の状態でありました。ライフラインが標本作成には不可欠でありますが、電気は早期に回復、ガスはアルコールランプを代用し、水が使えるようになった27日から一応、標本作成可能になりました。2月に入り、逐次、点検整備がおこなわれたが、1ヶ月を経過した時点で処理能力は通常の半分程度でありました。

病理診断室には重い機器が多く、それらが机の上に固定せず置かれていたりします。地震の揺れでそれらが飛ばされ破損する可能性があります。

怖いのが、臨床検査技師が作業中に地震が起きた場合です。飛んできた重量物で負傷する可能性が高く、また刃物を扱ってもいるので、それらが凶器と化す可能性もあります。記念誌から引用します。

保存標本：プレパラート保存スチールケースが殆ど倒れ、多くの標本が破損し、廃棄せざるをえなかった。特に、最近5年分の組織標本の被害がひどく今後しばらくは業務に支障が生じるとおもわれます。しかし、再現性のない細胞診標本が殆ど破損しなかったことは幸いでありました。

プロック収納棚も倒れたものが多く、何万個というパラフィン包埋プロックが散乱し、これを整理するのに1週間を要した。

標本保存室のなかで重いスチール棚が散乱。ガラス標本を保存していた引き出しが飛び出しているのがわかります。もしも地震発生時にこの保存室にいたらと思うとゾッとします。ガラス標本を入れる引き出しは、近年飛び出さないような耐震設計がされた製品が発売されているものの、棚そのものが動き、飛んできたら……。

当時を経験した指導医に、こうした話を直接聞いており、何らかの対策が必要だと強く思っています。ところが、大学を離れて様々な職場を転々としていますが、地震対策は正直いってお粗末なままです。ある病院で何とかしたほうがいいのでは、と言ったこともありますが、予算の問題やスペースの問題で、どうすることもできないところが多いです。また、耐震云々と言いすぎると迷惑がられることも多く、なかなか話題に出すことすら難しい状況です。

所詮お前は経験していないでしょう、というわけです。語り継ぐことの難しさを感じます。とはいえ、震災は確実にやってきます。あれから東日本大震災含め、強い揺れを経験した病理部門も多い。中には阪神大震災のときと同じように、標本が破損してしまったところもあります。

東日本大震災のとき、東北大学では以下のような被害を受けたといいます。

3月11日の地震では、東北大学病院も大きな被害を受けました。病理部が入っている中央診療棟は免震構造になっておらず、特に大きな被害を受けました。幸いにして、職員の人的被害はありませんでしたが、様々なものが倒れたり、落下するなどしており、安全な避難経路を確保できていたとは言えない状況でした。緊急時の避難路の確保と確認が必要と思われました。病理部では、自動HE染色装置などの大型機械が落下した他、多数のパソコンや顕微鏡が落下するなどして廃棄・修理となりました。落下することを全く想定していなかったところで機器が落ちており、設置する機器に対して十分な対策が必要と思われました。また廊下等に設置していた棚などは、対策をしてはいたものの十分ではなかったと考えられました。棚の固定に関しては、上部のみでは不十分で、中身の重さに耐えられるような固定が必要でした。つっぱり棒に関しても、慎重にたてる場所を選ぶ必要があるものと思われました。標本等に関しては、多数のスライドガラスが割れた他、キシレンの流失（自動ＨＥ染色装置より）によって溶解し、再包埋を要したブロックが１５０個程度ありました。切り出し室では、ホルマリンが漏れたために乾燥してしまった検体が５例、また迅速中で永久標本が作製できなかった検体が５例ありました。

（日本病理学会専門医部会会報　平成23年7月より引用）

他の病院でも被害に遭われたところがあります。今改めて、病理検査室の耐震対策を真剣に考えたいところです。予算がない、時間がない、は言い訳にしか過ぎません。今日本列島の至る所で、災害の発生の可能性が高まっています。それは地震だけではありません。被災していない私が何をいっても説得力がありませんが、それでも、かつての被災地神戸に関わる者として、言い続けていきたいと思います。

フリーランス病理医、全国医師連盟代表になる

２０２２年、私は一般社団法人全国医師連盟という団体の代表になりました。長らく代表を務めていた中島恒夫先生が、定款の規定により代表を続けられなくなりました。定款は多選を防いでいるのです。誰かが代表をやらねばなりません。そこで私が代表を引き受けることになりました。

「勤務医の医師会」を目指し２００８年に誕生した全国医師連盟も誕生から15年。当初の熱が冷め、会員数の減少、影響力の低下がいわれています。こんな中、果たして病理医の私が代表で良いのか……そういう思いは今でも抱いています。というのも、病理医は世間的に見れば、比較的楽な職業とみなされているからです。

医師の働き方で、特に過酷なのはやはり外科医でしょう。長時間の手術、当直、その他……。寝る間もなく働く外科医に頭が下がる思いです。

前代表の中島先生も外科医でした。中島先生は、過酷な勤務の中で狭心症を発症し、非常に苦しい思いをされました。医師の働き方について、身をもって危機感を抱かれた

のです。

前にも書きましたが、医師の働き方改革は大きな転換期を迎えています。２０２４年に残業の上限が設けられます。その残業の条件は過労死レベルを超えるものであり、労働者として、容認できるものではありません。全国医師連盟としてはこの条件の撤廃、人間としての医師の働き方を目指して活動しています。

働き方改革を根本的に行うには

私にも働き方には、様々な思いがあります。そもそもなぜ全国医師連盟に入ろうと思ったのか。その理由は、私自身が過酷な働き方に悩んでいたからです。

２００８年の初頭、私は大学病院のたった一人の常勤病理医、いわゆる一人病理医となっていました。というのも、その前年に私を除いた常勤病理医が全員退職してしまうというトラブルがあったからです。

私は当時まだ専門医を持たないぺーぺーだったのですが、診断の責任はさておき、臓器の切り出しなど、様々な仕事はたった一人の常勤となった私が行わなければなりません。病院に何日も泊まり込み、寝る間も惜しんで働き続けたのを覚えています。

その後新しい教授が来ましたが、人手が圧倒的に足りない状況が続き、２００８年の１年間は過労に喘ぐ状態でした。心室性期外収縮という不整脈も発生し、心も不安定になっていました。こんな働き方は続けられないなぁ。そう思った時に、全国医師連盟に出会ったのです。

２０１０年にはシンポジウムに出て、病理医も苦しんでいる様子を訴え、それが専門紙に報道されたりもしました。

繰り返しになりますが、大きな問題は、「一人病理医」です。病院の中のたった一人の病理医。交代要因はいません。全ての責任を一人で負っています。もちろん一人病理医にもいろいろあって、関連の大学からパートタイムで病理医に手伝ってもらっている場合などは多少ましです。けれど、完全に一人で孤立しているという人もいるのです。

家庭のことも、学会出席もままなりません。忙しさはまちまちですが、ずっと緊張状態を強いられますが、マイナーな病理医の忙しさ、苦しみ、悩みは理解されません。そんなことをシンポジウムで話しました。

その後も全国医師連盟にずっと所属し、近年は理事になりました。そしてついに代表理事になりました。

その立場に相応しいのか、もう1つ悩む点が、私がフリーランスという特殊な立場にいることです。フリーランスは常勤医には適用される労働法の外にいる存在です。

自分が自分の使用主であり、誰かに雇用されている存在ではありません。建前上、いくら働いても、残業にはなりません。

しかし、今後フリーランス的働き方をする医師が増えるかもしれません。その理由は、常勤医が非常勤として働くときも、労働時間として参入されることです。非常勤医として働いているのは、主に大学病院の医師です。大学病院の給料は一般病院より安い。このため、大学病院の医師は一般病院に非常勤医として勤めています。一般病院にとっても医師不足を補う重要な労働力です。

ここにメスが入るとどうなるか。医師向けポータルサイトM3（www.m3.com）の記事を引用します。

柴田（綾子・淀川キリスト教病院　産婦人科専門医、周産期母体・胎児専門医）：タスクシフトなどの対策では、根本的な解決にならないということでしょうか。

木下（勝之・日本産婦人科医会会長）：（略）仮に国の構想通りに時間外労働の削減が進んだら、大学病院で働く医師の外勤はできなくなると思います。そうなると中小病院や診療所が自院の常勤医だけで全て対応しなければなりません。

（「働き方改革で大学病院の医師、外勤ができなくなるのでは-木下勝之・日本産婦人科医会会長◆Vol.3」）

想像でしかありませんが、それぞれの病院が厳格に働き方改革を行えば行うほど、矛盾として仕事が回っていかない現状が出てきます。そこにフリーランスの活躍の場があるように思います。そういう意味で、フリーランスが働き方改革を目指す団体の代表になってもいいのだと思っています。

しかし、フリーランスが穴を埋めるのは、あくまで一時しのぎのような手段でしかありません。本格的な働き方には、病院の集約化が不可欠です。

便利さか、質の高さか

先にも紹介した「オレゴンルール」。コスト、アクセス、クオリティの3つのうち同時に満たすことができるのは2つまでだというルールです。

今、日本の医療に求められている事は、コスト、アクセス、クオリティのうちどの2つを取るべきかということです。現状は、中小の病院が乱立し、私たち病理医も分散し、一人病理医として過重労働や孤立に苦しんでいます。集中力低下や指導体制の欠如で医療の質が低下します。そんなところにフリーランス医が入り込んだところで、付け焼き刃でしかありません。

では、病院を集約化したらどうでしょう。小さな病院が乱立する現状を改め、ある程度の広い地域に1つそれなりの大きさの大病院を設ける。そうすれば、医師は1つの診療科に何人もいて、交代勤務もできます。働き方改革にとっては万々歳です。私達病理医もダブルチェックもできるようになり、医療の質は上がります。
しかし、患者さんにとってみれば、病院が遠くなります。アクセスが悪くなるのです。ですから、それは簡単ではないのです。私の住む兵庫県では、いろいろな病院が神戸大学を主導に統合しており、成功例と見なされています。

M3（www.m3.com）に掲載された、兵庫県の再編統合や地域の医療提供体制構築の中心人物で兵庫県病院事業管理者の杉村和朗氏がインタビュー記事を引用します。

（前略）病院の再編統合は長い道のりです。まずはスタートラインにつくまでが大変です。話し合いが始まっても、一歩前進したと思ったら、また止まったり、最後の段階でつまずいたり――。これらの壁を一つ一つ乗り越えるためには、「とにかく再編統合を実現するしかない」という「強い意志」が必要です。地元自治体、病院、住民など、さまざまなステークホルダーが「同床異夢」のことも少なくなく、継続的に関わる立場の人が粘り強く話を進めていく以外にはありません。最終的にまとめ上げるのは、コミュニケーション、人と人との関係です。

◆病院の再編統合、「強い意志」が不可欠―杉村和朗・兵庫県病院事業管理者に聞く◆
Vol.2

統廃合となれば、住民の反対運動が起こることもしばしばです。選挙の争点になることもあります。病院が遠くなってしまうことは、高齢者にとって死活問題です。読者の皆さんも、自分事としてこの問題を考えてほしいです。便利さを求めて現状でやっていくのか、多少不便でも集約化した病院で、質の高い医療を受けるのか。医師を増やして安心安全な医療を高いお金をかけて実現するのか……。

選択肢は、医療者にはありません。決めるのは国民なのです。

おわりに

以上、フリーランス病理医という、医者のなかでもレア中のレア、しかも理学部卒、医学部学士編入、フリーランス病理医兼フリーの科学ジャーナリスト、極めて異端な私の視点で好き放題書いてみました。ここまでいわば「奇書」のような本書をお読みくださったことに、心より御礼申し上げます。

正直フリーランス病理医というテーマで一冊の本を書けるのか本当に悩み、筆が止まったこともありました。けれど、病理医のことにとどまらず、組織の縛りのないフリーランスだからこそ書ける「キレイゴト」ではない医療の現実や、フリーランス病理医になるまでの紆余曲折を盛り込むことにも意義があると思い直して執筆を続けました。

なお、日々の仕事に追われて時間がない中、フリーランスだからこそたっぷりある移動時間に、時に音声入力も使い、ほぼスマホのみで書き切りました。こんな書き方でも本が書けたことは、私にとって新たな経験でした。テクノロジーの進歩はすごいですね。50過ぎても新しいことができることを示すことができたのもよかったと思います。

本書を執筆しながら、ふと思い出したことがあります。東京大学の学生だったときに、3年生から進学する学科をどこにしようかあれこれ考えていた時、以下のような文章に出会いました。理学部生物学科動物学コースを紹介する文章に書いてあったものです。

生物科学には、生化学、分子生物学、生理学、生態学等のように、方法論に基づいて分類された分野が多数ある。それらは何れも、生命現象を解明するのにどのような角度で切り込むかの態度を代表している。したがって、具体的な生命現象、例えば鳥が飛ぶ、蝉が鳴くといった生命現象があって、初めて生物科学の諸分野は意味をもつ。言い換えれば、まずどのような生命現象をおもしろいと思うかが生命科学を学ぶ出発点である。動物学課程で行う学部教育では、何よりもこのことを重要と考え、できるだけ多様な生命現象を紹介し、その理解へ導くことを最大の目的としている。そして、このとき強調されるのは、生命現象が多重構造からなるという事実である。大腸菌からヒトまで、すべてを貫く普遍性生命現象がある一方で、特定の生物群や生物種だけがもつ特異的生命現象も存在し、どちらへの理解が欠けても、真の生命科学は成り立たないからである。

（「進学のためのガイダンス」東京大学　平成11年度より）

特殊も普遍も大事だというのです。この文章は、私が進学先を決定する上で大きな影響を与えました。そして今も影響を与えているように思います。

医学や医療、キャリアに関して語る人は多いと思いますが、何度も挫折し、学士編入学試験で医学部に入り、医師100人に1人もいない病理医になり、さらにめったにいないフリーランス病理医になったという極めて特殊な立場の人間の目という狭い「窓」から見えたものをお伝えすることで、様々な問題がより立体的にみえてくるのではないかと思ったりもしています。

医学部に入りたい人、入った人、キャリアに迷っている人、病理医に興味を持つ人、医療問題に関心がある人、そしてなんだか分からないけど面白そうだと思った人……。

この本をお読みくださった方には様々な方がいらっしゃると思いますが、そんな方々に少しでも心に残る部分があり、読んでよかった、と思っていただけたら、とてもうれしく思います。

特に、キャリアに迷う同世代や若い人たちへの「応援歌」になればと思っています。思い通りにいかないとき、私のような人間がいて、何とか生きていることを思い出してください。人生きっとなんとかなります。行動することを忘れさえしなければ……。

私はこれからも情報発信を続けます。興味のある方はぜひ私のTwitter @enodonをフォローしてください。

またどこかでお会いしましょう。

2023年3月　榎木英介

フリーランス病理医はつらいよ

著者　榎木英介

2023年5月25日　初版発行

榎木英介（えのき えいすけ）
病理専門医。細胞診専門医。医学博士。1971年生まれ。95年東京大学理学部生物学科動物学専攻卒。同大学院博士課程中退後、神戸大学医学部医学科に学士編入学。04年卒。医師免許取得。06年博士（医学）。大学病院や一般病院に勤務したのち、在野の立場で科学技術や医療の問題に取り組んでいる。2020年フリーランス病理医として独立。
著書に『博士漂流時代』（DISCOVERサイエンス、科学ジャーナリスト賞2011受賞）『嘘と絶望の生命科学』（文春新書）ほか。

発行者　横内正昭
編集人　内田克弥
発行所　株式会社ワニブックス
〒150-8482
東京都渋谷区恵比寿4-4-9えびす大黒ビル
ワニブックスHP　http://www.wani.co.jp/
（お問い合わせはメールで受け付けております
HPより「お問い合わせ」へお進みください）
※内容によりましてはお答えできない場合がございます。

装丁　森田直＋佐藤桜弥子（FROG KING STUDIO）
フォーマット　橘田浩志（アティック）
編集協力　菅野徹／浮島さとし
校正　東京出版サービスセンター
編集　大井隆義（ワニブックス）

印刷所　凸版印刷株式会社
DTP　株式会社 三協美術
製本所　ナショナル製本

定価はカバーに表示してあります。

ISBN 978-4-8470-6692-4